中国控烟优秀案例集

中国疾病预防控制中心　组织编写

肖　琳　主编

人民卫生出版社

·北京·

图书在版编目（CIP）数据

中国控烟优秀案例集 / 中国疾病预防控制中心组织
编写；肖琳主编 . —北京：人民卫生出版社，2024.3
　　ISBN 978-7-117-36088-3

　　Ⅰ. ①中⋯　Ⅱ. ①中⋯ ②肖⋯　Ⅲ. ①戒烟 – 案例 –
汇编 – 中国　Ⅳ. ①R163

中国国家版本馆 CIP 数据核字（2024）第 060456 号

人卫智网	www.ipmph.com	医学教育、学术、考试、健康，购书智慧智能综合服务平台
人卫官网	www.pmph.com	人卫官方资讯发布平台

中国控烟优秀案例集
Zhongguo Kongyan Youxiu Anliji

组织编写：中国疾病预防控制中心
主　　编：肖　琳
出版发行：人民卫生出版社（中继线 010-59780011）
地　　址：北京市朝阳区潘家园南里 19 号
邮　　编：100021
E - mail：pmph @ pmph.com
购书热线：010-59787592　010-59787584　010-65264830
印　　刷：北京顶佳世纪印刷有限公司
经　　销：新华书店
开　　本：710 × 1000　1/16　　**印张：**11
字　　数：186 千字
版　　次：2024 年 3 月第 1 版
印　　次：2024 年 5 月第 1 次印刷
标准书号：ISBN 978-7-117-36088-3
定　　价：75.00 元

打击盗版举报电话： 010-59787491　**E-mail：** WQ @ pmph.com
质量问题联系电话： 010-59787234　**E-mail：** zhiliang @ pmph.com
数字融合服务电话： 4001118166　　**E-mail：** zengzhi @ pmph.com

《中国控烟优秀案例集》
编委会

主　编　肖　琳

副主编（以姓氏笔画为序）

刘世炜　邹兰花　杨　杰　杨　焱　南　奕　谢　莉　熙　子

编　者（以姓氏笔画为序）

丁　雪（甘肃省金昌市中级人民法院）

万丽萍（甘肃省兰州市疾病预防控制中心）

王　岭（广东省深圳市控烟工作联席会议办公室）

王　怡（江西省信息科技学校）

王　燕（云南省人口和卫生健康宣传教育中心）

王曼郎（海南省陵水黎族自治县爱国卫生服务中心）

尹宇文（江西省南昌市卫生健康促进中心）

石建辉（北京市疾病预防控制中心）

卢文龙（广东省深圳市慢性病防治中心）

代佳男（重庆市健康教育所）

乐坤蕾（上海市健康促进中心）

曲　晨（江苏省疾病预防控制中心）

刘世炜（中国疾病预防控制中心）

刘秀荣（北京市疾病预防控制中心）

刘泽军（北京市健康教育协会）

孙源樵（上海市健康促进中心）

李　敏（湖南省怀化市怀化学院）

李颖林（陕西省健康教育中心）

杨　杰（中国疾病预防控制中心）

杨　焱（中国疾病预防控制中心）

杨晶惠（湖南省怀化市卫生健康委）

肖　琳（中国疾病预防控制中心）

吴英锋（海南省健康宣传教育中心）

邸新博（中国疾病预防控制中心）

邹兰花（中国疾病预防控制中心）

张建枢（北京市控制吸烟协会）

张彩红（中国疾病预防控制中心）

张寒蕾（云南省人口和卫生健康宣传教育中心）

陈　平（云南省人口和卫生健康宣传教育中心）

陈　德（上海市健康促进中心）

陈艳萍（宁夏回族自治区银川市金凤区卫生健康局）

林丽珊（广东省深圳市控烟工作联席会议办公室）

罗欣萍（云南银杏社会工作服务中心）

赵红旗（陕西省健康教育中心）

南　奕（中国疾病预防控制中心）

俞　锋（浙江省杭州市疾病预防控制中心）

姚　林（四川省内江市市中区人民医院）

贺　蕾（河北省疾病预防控制中心）

秦　天（重庆市健康教育所）

贾晓娴（上海市健康促进中心）

钱运梁（北京市疾病预防控制中心）

殷竹琰（上海市健康促进中心）

高少华（甘肃省金昌市中级人民法院）

郭晓亮（河北省疾病预防控制中心）

黄烈春（湖南省怀化市卫生健康委）

黄智勇（上海市健康促进委员会办公室）

曹　远（北京市疾病预防控制中心）

崔良超（北京市卫生健康委）

梁立荣（首都医科大学附属北京朝阳医院）

曾新颖（中国疾病预防控制中心）

谢　莉（中国疾病预防控制中心）

谢慧宇（中国疾病预防控制中心）

褚水莲（首都医科大学附属北京朝阳医院）

熙　子（中国疾病预防控制中心）

谭新宇（中国疾病预防控制中心）

熊静帆（广东省深圳市慢性病防治中心）

穆晓茹（云南银杏社会工作服务中心）

魏芸芸（甘肃省兰州市疾病预防控制中心）

自 2006 年世界卫生组织《烟草控制框架公约》(以下简称"《公约》")在我国生效以来，党中央、国务院始终将控烟履约摆在国家积极履行国际承诺的一个重要位置。党的十八大之后，以习近平同志为核心的党中央坚持以人民为中心的发展理念，把人民群众健康放在优先发展的战略地位。2019 年，国务院提出实施《健康中国行动（2019—2030 年）》，控烟行动是 15 个专项行动之一，控烟成为健康中国建设的重要组成部分。

历经十余年的努力，我国控烟工作取得了一定成效。其中，烟草流行监测达到世界卫生组织最高等级要求，在保护人们免受二手烟危害、提供戒烟帮助、开展控烟宣传教育和营造控烟氛围，以及禁止烟草广告等方面取得积极进展。各地在多年控烟实践中，总结摸索了许多行之有效的做法，有的甚至登上了国际控烟舞台，比如北京市"控烟一张图"，入选世界卫生组织 2023 年《全球烟草流行报告》优秀案例。

在健康中国建设的新时代要求下，中国疾病预防控制中心控烟办公室作为国家卫生健康委规划发展与信息化司推动控烟行动的技术支持机构，基于地方实际工作开展情况以及未来引领全国控烟工作方向需要，以定向邀约的形式，与部分省份一起总结概括既往工作经验做法，形成控烟优秀案例集。

本书一共分为 5 篇，分别是控烟政策、无烟环境建设、戒烟服务、控烟宣传倡导以及烟草流行监测。每篇之前都有篇首语，阐述其重要性、必要性，以及案例的整体亮点和推广意义。全书一共 30 个案例，从背景、主要做法、成效、体会、建议等方面展开介绍每个案例。背景部分主要阐述该项工作的国内外进展、政策背景、开展目的以及案例的概况；主要做法部分详细介绍重要举措、实施路径，清晰明了地让读者知晓具体做法；成效部分用数据等方式呈现实际效果，让案例更有说服力；亮点部分提炼了案例的主要特色，展现了该案例的新颖独特之处；体会、建议等部分倾注了亲历者的感悟，进而带动读者思考。本书是控烟领域首次出版的全国案例集，整本书内容数据翔实，亮点鲜明突出，以期真实还原案例的具体做法，促进相互交流学习，照见未来控烟之路。

由于篇幅有限，本书所呈现的案例，只是中国控烟工作的一小部分缩影，许多优秀的控烟实践未能收录其中。同时，我们也深知，控烟工作任重道远，我们仍有许多需要努力和改进的地方。真诚希望这本书能抛砖引玉，激发更多的思考和创新，为我国控烟事业贡献力量。

肖　琳

2023 年 11 月

第一篇

控烟政策篇

上海市控烟执法机制、模式、问题与展望·····························3

坚持法治引领　动员社会参与　共建共治共享无烟深圳···············11

强组织　重执法　杭州迈入全面无烟时代·························18

"控烟一张图" ＋志愿队伍　实现无烟北京社会共治···············22

"无烟两会"凝聚社会共识　共建共享无烟健康新生活·············27

"无烟全运"助力新时代健康陕西建设·························34

第二篇

无烟环境建设篇

突出示范引领　首都无烟党政机关建设显成效···················41

机关先行　引领垂范　无烟上海　共建共享···················45

以科技赋能助力无烟党政机关建设···························51

抓机遇　重落实　云南扎实推进无烟党政机关建设···············55

做好"五篇"特色文章　打造无烟司法机关·····················59

十四年控烟"长跑"　迈出关键"三步"·······················63

筑美无烟校园　呵护祖国未来·······························67

建设无烟高校　青春健康同行·······························71

深圳创新"家—校—卫"联动无烟家庭创建模式···················75

第三篇

戒烟服务篇

迎难而上　云南多措并举推进戒烟门诊建设…………………… 83

一键转诊创新戒烟服务模式…………………………………… 88

戒烟干预医者先行　能力提升势在必行…………………………… 91

倡导科学戒烟创新服务模式　努力提升首都戒烟服务工作水平…… 97

实施社区戒烟综合干预　助力控烟行动………………………… 101

第四篇

控烟宣传倡导篇

倡文明新风　扬志愿精神　持续推进无烟西湖建设………………… 107

以公众号为阵地　开展青少年控烟科普宣传…………………… 114

媒体矩阵齐参与　多方联动聚合力　持续强化深圳控烟执法工作…… 122

借助新媒体优势　打造控烟品牌传播项目……………………… 127

控烟立法　宣传先行…………………………………………… 131

我为重庆"画"无烟　你为无烟"添"法规……………………… 135

控烟展览进校园　吸烟危害入人心……………………………… 139

第五篇

烟草流行监测篇

构建烟草监测体系　服务健康北京建设 ···································· 145

以监测评估促无烟法规施行 ··· 152

监测带队伍　数据促行动 ··· 157

第一篇

控烟政策篇

2006 年，《公约》在我国生效后，无烟立法工作取得了积极进展。全国各省市积极学习控烟先进国家和地区经验，部分省市先行先试，积极推进无烟立法工作。经过几年的探索和实践，无烟立法的理念发生了根本性转变。出台一部全面无烟法律，并付之有效实施，得到广泛支持，涌现出北京、上海、深圳、西安、杭州、兰州等代表性城市。2019 年，健康中国行动推进委员会印发《健康中国行动（2019—2030 年）》，控烟行动作为 15 项行动之一，明确提出全面无烟法规的定义和目标，为全国全面无烟立法工作明确了方向和政策依据。

随着控烟立法逐步完善，全面无烟理念得到广泛接受和认同，控烟执法也越来越受到公众的关注。国际经验和国内部分城市控烟执法实践都表明，全面无烟立法更有利于法律的有效实施。目前控烟执法迫切需要建立有效执法工作机制，调动控烟执法者积极性，鼓励社会各界广泛参与控烟行动，使控烟法律能够真正保护公众免受烟草烟雾危害。控烟执法虽然取得了积极进展，但省市之间差异较大，存在的主要问题包括：控烟执法协调机制不健全或未发挥应有作用；控烟执法部门积极性和主动性不足，需要保持控烟执法工作的常态化和规范化；控烟执法队伍培训质量不高，能力建设还需加强；投诉举报电话、网络平台等执法辅助设施尚未有效运转等。

本篇章选取了 6 个优秀控烟政策相关案例，均来自全面无烟立法先行城市的多年实践。从执法机制建立、政策引领、社会动员、组织建设、使用互联网技术、借力全国两会和大型体育活动等契机，对遇到的问题、发现的亮点、形成的经验等进行归纳、总结和分析，对其他省市具有一定的借鉴和指导意义。

《公约》生效至今已经走过 18 个年头，全面无烟立法和执法进入了一个从无到有、积极实践、积极进取的新阶段。"全面无烟"不是一句口号，需要我们各界共同努力，期待越来越多的省市加入！

上海市控烟执法机制、模式、问题与展望

 背景

　　控烟工作是保障人民健康的重要举措，在建设健康上海进程中发挥着重要作用。为打造全球健康城市，夯实健康之基，近年来，对于烟草危害，上海市采取了诸多有力措施。然而，随着社会的进步发展，上海市的控烟治理也遇到了很多新的挑战。本案例旨在通过介绍上海市的控烟执法机制与模式，分析存在的问题，以期打开上海市控烟工作社会共治的新局面，真正地将习近平总书记在 2019 年考察上海时所提出的"人民城市人民建，人民城市为人民"的重要理念贯彻落实到实际工作中。

二 主要做法

（一）法律保障

　　上海市是中国最早开展控烟工作的城市之一，1994 年，上海市就制定了政府规章《上海市公共场所禁止吸烟暂行规定》。2010 年 3 月 1 日，《上海市公共场所控制吸烟条例》（以下简称"《上海控烟条例》"）生效实施，这是《公约》在我国生效后，中国首部省级人大颁布的控烟地方性法规。2010 年，上海世博会成功举办，《上海控烟条例》助力诞生了世博会 159 年历史上首个"无烟世博"。2016 年 11 月 11 日，上海市人大常委会修订《上海控烟条例》，并于 2017 年 3 月 1 日生效施行，实现了室内全面禁烟。2017 年，世界卫生组织授予上海市人民政府"世界无烟日奖"（图 1-1-1）。近年来，电子烟对健康的危害受到专家学者、社会公众和新闻媒体的广泛关注。2022 年10 月 28 日，《上海控烟条例》再次修订，将电子烟纳入公共场所禁烟范围（图 1-1-2），即全市室内公共场所、室内工作场所、公共交通工具内及部分公共场所的室外区域禁止吸烟（包括电子烟）。这是《上海控烟条例》实施12 年之际的又一新举措，也意味着社会共治的无烟城市建设又迈出重要一

步。自 2010 年上海市制定控烟地方性法规以来，15 岁以上人群吸烟率呈下降趋势，由 2010 年的 28.65% 降至 2021 年的 19.40%（图 1-1-3），提前达到《"健康中国 2030"规划纲要》中提出的任务目标。

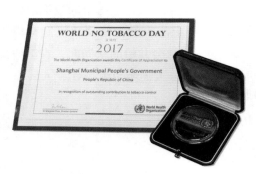

图 1-1-1　世界卫生组织授予上海市人民政府"世界无烟日奖"

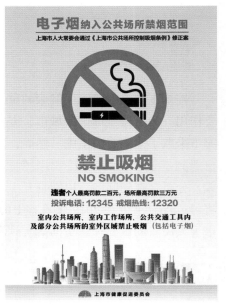

图 1-1-2　上海市人大常委会通过《上海控烟条例》修正案，将电子烟纳入公共场所禁烟范围

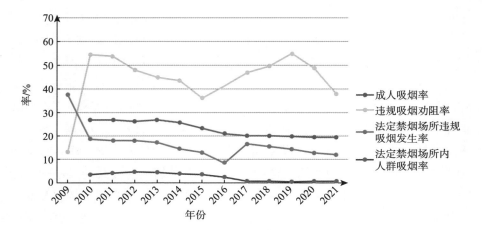

图 1-1-3　2009—2021 年上海市控烟情况

（二）机制保障

上海市的控烟工作由上海市及各区健康促进委员会在本级人民政府的领导下开展。2005 年，上海市爱国卫生运动委员会（简称"爱卫会"）增挂"上海市健康促进委员会"牌子。由此，上海市成为国内第一个设立"健康促进委员会"的城市。上海市健康促进委员会牵头全市控烟工作，协调各控烟管理部门、控烟执法部门联合行动，逐步形成了上海市控烟工作"行政监管""场所自律""社会监督""人大督导""专业监测""舆情评价"的"六位一体"推进机制。上海市控烟工作能够有序展开、稳步铺开、深入推进，正是这样一整套工作机制和工作网络协调一致、高效运行的结果（图 1-1-4）。

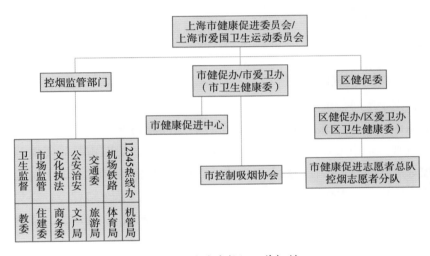

图 1-1-4 上海市控烟工作机制

上海市政府每年都投入财政经费确保控烟工作能够有效开展。例如，上海市健康促进中心作为负责开展全市控烟工作的专业技术机构，近 4 年的年度常规控烟经费为 2019 年 291.14 万元、2020 年 317.62 万元、2021 年 274.05 万元、2022 年 383.81 万元。控烟投入经费保持稳定并呈上升趋势，年平均增长率为 11.81%。

近年来，上海市委、市政府始终致力于打造健康之城，增进人民福祉。2019 年 8 月，上海市政府制定出台了《健康上海行动（2019—2030 年）》，这是全国首个省级中长期健康行动方案。其中，控烟行动明确规划了上海控烟工作的线路图和任务书，并逐步形成和完善控烟宣传与监督执法"六个一"特色管理模式（图1-1-5），即一套制度（控烟法律法规和政策制度）、一个机制（多部门协同合作与社会共治机制）、一根线（"12345"控烟投诉举报热线）、一幅图（控烟热力地图）、一张网（全市综合戒烟服务网络）和一系列工作方法（专业支撑、问题导向、人文关怀等），对标国际最高标准、最高水平，打造健康城市。

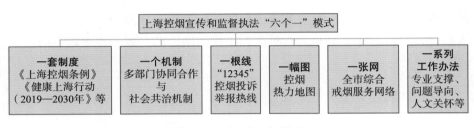

图1-1-5 "六个一"模式

（三）执法保障

根据《上海控烟条例》规定，全市控烟工作由上海市健康促进委员会牵头和组织协调，多部门协作联动，全社会共同参与开展。《上海控烟条例》实施以来，全市聚焦控烟重点难点行业，关注"12345"市民热线集中投诉的控烟热点问题，结合控烟专项暗访结果和控烟志愿者执法建议书制度，坚持集中执法、专项执法与日常执法并重，不断夯实无烟环境建设社会共治的格局。同时，上海市及时关注控烟工作中出现的新情况、新问题，坚持采取现场调研、专项协调、专题研讨等方式积极解决。

上海市控烟工作突出"综合治理"原则，主要以以下几个方面为切入点：首先，强调场所单位是禁止吸烟管理的责任主体，明令法定禁烟场所应组织安排具体负责劝阻吸烟的志愿者或工作人员，一旦发现有人违规吸烟，要进行劝阻，如不听劝阻的，要及时上报给相应的监管部门；其次，明确卫生、教育、文化、体育、旅游、市场、交通和商务等行政管理部门及相关行业协会的控烟管理责任，并将其纳入日常管理范畴；再者，鼓励和倡导控烟志愿者、社会各界团体组织和有意参与控烟工作的个人积极行动起来，开展各类控烟宣传活动，组织社会监督，帮助烟民戒烟，并为控烟工作建言献策。

1. 落实属地管理，统筹"块"上工作资源 自2010年3月1日《上海控烟条例》生效实施起，市、区级健康促进委员会办公室（简称"健促办"）即开始牵头组织，研究制订详细的执法方案，以期利用有限的执法资源对重点商圈、楼宇等人流密集型场所进行更加合理的执法规划，既兼顾场所的典型性，又能有效发挥法律的威慑作用。自 2010 年《上海控烟条例》生效实施以来，上海市健促办已连续 13 年面向社会发布上海市公共场所控烟"白皮书"，公布本市公共场所控烟状况。

2. 落实监管责任，布局"条"上执法规划　全市各有关控烟监管执法部门和相关专业机构、行业协会，每季度召开一次控烟工作联络员会议，交流工作计划和成效，讨论破解控烟监管执法的难点和薄弱环节。会后，各监管执法部门会按照全市统一部署，结合行业特点，分别研究、制订系统内部执法排片表，有计划、针对性地开展监督检查。

3. 注重组织协调，推进"面"上专项执法　自 2017 年 3 月《上海控烟条例》修正案生效实施起，上海市健促办组织了为期三个月、每月一周的集中执法活动，市、区两级控烟执法部门有计划地对前期监督检查中发现问题的场所进行重点复检，对整改不到位的场所、不听劝阻的个人均依法予以行政处罚，有效地保证了执法力度，体现了执法行为的严肃性。自此以后，市、区两级控烟执法部门形成并固定了按季度开展集中执法周专项活动的工作方式。根据控烟工作形势及任务要求，上海市健促办对各部门在控烟执法时所覆盖的重点行业、重点场所（区域）等加以明确，进而使执法工作更加有的放矢。上海市健促办和市、区控烟执法部门结合实践，不断完善控烟专项执法与日常监管相结合的监督执法机制，保证控烟监管执法不断、力度不减。上海市健促办秉持控烟工作社会共治的核心理念，坚持和完善齐抓共管、综合治理的控烟长效管理机制，鼓励控烟志愿者加大场所巡访力度，开展控烟劝阻工作，形成执法建议书制度，协助监管执法部门更加科学地调配执法资源，把有限的执法力量向控烟重点、难点领域倾斜，进一步提升执法的效率和效果。

4. 多方学习借鉴，破解"点"上监管瓶颈　针对实施中发现的问题，上海市健促办组织开展专题研讨，组织全国各地控烟执法部门同行来沪共同探讨执法难点问题；组织监管部门梳理排摸管理相对人和执法相对人的底数，研究与上海市"12345"热线投诉平台的对接流程；会同上海市人大、政府法制办、法院、上海政法学院、控制吸烟协会等机构举行"控烟执法专题研讨会"，研究监管职责和执法主体边界交叉等难点问题的解决对策；召集相关执法部门研究规范条例的执法流程，以及执法自由裁量权、部分公共场所的执法归属和投诉转处流程等问题。如：针对公共交通工具、机场、客运站内以及室外站台等候队伍中违法吸烟发生率相对较高的情况，制定了《机场综合监察支队控烟执法处罚标准》，并实现执法罚款案例"零突破"；为规范控烟监管执法行为，增强行政处罚裁量合理性，研究和出台了《上海市公共场所控制吸烟行政处罚裁量基准》；针对综合性商圈、会展中心等新业态场所的控烟监管职责，发布《上海市综合业态场所控烟管理指南》；针对公共场所使用电子烟，开展专项调研和研究，为修订控烟条例提供科学依据。

5. 建立统一高效的受理转处平台　多部门执法是上海控烟执法机制的特色，但也增加了控烟投诉和执法渠道的困难。《上海控烟条例》明确投诉电话为"12345"市民服务热线，将各部门分头受理投诉归并为由"12345"上海市民服务热线平台统一受理。平台受理投诉后，将投诉举报分送各相关管理部门和执法部门。投诉举报的受理和处置情况被列入对各部门的考核指标中，监督和敦促各部门切实履职尽责。上海市控烟执法形成了"统一受理，行业管理，专业执法"的控烟管理模式。2021年，上海市进一步强化公众参与和社会共治的理念与措施，在世界无烟日线上发布控烟热力地图，让广大市民都能更加便捷地提供场所控烟问题线索（图1-1-6）。线索信息整合形成热力地图，并向社会公示，接受社会和舆论的监督。此外，热力地图系统和控烟志愿者平台对接，便于志愿者进行精准上门巡查和宣传，对重点难点场所形成执法建议书，报送辖区控烟监管部门，开展针对性执法。

6. 控烟明察暗访，形成长效工作机制　自2010年《上海控烟条例》生效实施起，上海市健康促进委员会委托专业机构每年对全市各类法定禁烟场所控烟状况开展监测。2013年

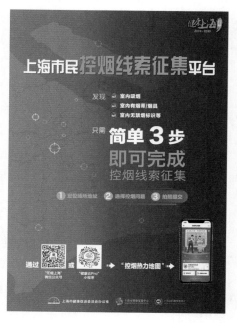

图1-1-6　控烟热力地图宣传海报

起，每年对全市各级各类医疗卫生机构（包括卫生健康行政部门、公共卫生机构、医疗卫生机构、社区卫生服务中心、计划生育机构等）开展 1 次暗访。2014 年起，每季度（2018 年起，每年上半年、下半年各 1 次）对 3 个市政府集中办公点各开展 1 次暗访，每年对 16 个区政府集中办公点各开展 1 次暗访。2016 年起，每年对全市街道（镇）政府随机抽取 20% 开展 1 次暗访。2019 年起，每年对"12345"控烟投诉的全市重点场所单位（选取 5 类投诉最多、最集中的场所各 20 家）开展 1 次暗访。暗访内容包括室内有无烟蒂、烟味和烟具，有无吸烟者，有无工作人员劝阻、禁烟标识、控烟宣传、室外吸烟点等情况。通过对控烟状况综合打分且排名、对存在问题通报点名等方式，上海市健康促进委员会及时将调查结果向社会公布，让公众了解控烟工作开展的现状、成绩和存在问题，接受社会监督，以此强化公众参与和社会共治，逐步形成和巩固全社会共同努力创造无烟环境的良好氛围和长效工作机制。

（三）成效

《上海控烟条例》实施以来，上海市控烟执法监管力度不断加大，取得了良好成效。2022 年，全市有关控烟监管执法部门共检查单位 301 933 家，处罚单位 504 家，处罚个人 343 人，罚款金额分别为 1 677 450 和 27 200 元，罚款总金额为 1 704 650 元。2022 年监测调查数据显示，本市公共场所控烟状况保持良好稳定，"无烟具"场所比例为 93.4%，较 2021 年（95.3%）下降 1.9 个百分点，"无烟蒂"场所和"室内无吸烟室"场所比例与 2021 年相比保持稳定，分别为 90.3% 和 99.7%；法定禁烟场所内违规吸烟发生率为 12.3%，保持稳定；市民对《上海控烟条例》的知晓率为 88.7%，市民对室内全面禁烟的支持率达 98.0%。市、区各级健康促进委员会联合控烟监管部门，进一步加大执法力度，将日常管理与控烟执法相结合，多措并举，不断提升监管执法成效和威慑力。

（四）问题与展望

上海市的无烟城市建设已取得一定进展和成效。然而，对照《健康上海行动（2019—2030 年）》的工作要求和目标，控烟工作仍然任重道远，既往的工作实践也暴露出一些不足。在积极推进控烟工作的进程中，上海市不断迎来新问题、新挑战，如餐饮、娱乐、综合业态场所的控烟管理，室外"游烟"和二手烟暴露、电子烟危害的宣传教育（尤其是针对青少年群体）等。面对这些问题和挑战，上海市不断总结既往经验，为工作深入开展开辟新思路，总结好方法。在未来工作中，上海市将进一步加强控烟宣传和监管执法的力度与针对性，进一步完善相关立法，形成积极的舆论导向和良好的社会氛围；动员更多市民参与控烟社会监督和志愿服务活动，加强社会共治；持续深化无烟环境建设，切实推进无烟党政机关、无烟医疗卫生机构、无烟学校和无烟家庭建设，夯实健康城市根基和示范引领作用；在室内全面禁烟的基础上，进一步倡导室外不吸"游烟"，逐步规范室外吸烟行为。

上海市将不断学习借鉴国内、国际控烟工作先进理念与经验，进一步拓宽无烟理念倡导渠道，加大控烟宣传和监管执法力度，完善社会共治体系和控烟管理"六个一"模式，逐步形成"控烟行动三部曲"，即"室内全面禁烟、室外不吸'游烟'、室外吸烟看标识"，努力打造更加健康宜居的无烟城市，助力无烟中国和健康中国建设。

（上海市健康促进中心　乐坤蕾　陈　德）

坚持法治引领　动员社会参与共建共治共享无烟深圳

一　背景

为减少烟草烟雾危害，保障公众健康，创造良好的工作和生活环境，提高城市文明水平，深圳市于 2010 年全面启动《深圳经济特区控制吸烟条例》（以下简称"《深圳控烟条例》"）修订和无烟环境建设工作，并于 2017 年 1 月 1 日起实现室内公共场所、室内工作场所、公共交通工具内以及部分室外区域全面禁烟。

2019 年，全面无烟法规保护的人口比例、15 岁以上人群吸烟率等指标纳入《健康中国行动（2019—2030 年）》中的"控烟行动"。在世界卫生组织有关烟草控制六大策略的指引下，深圳市制订了《无烟城市建设工作方案》，以政府主导、多部门协作、全社会参与为核心原则，持续推进《深圳控烟条例》的有效实施。2019 年通过修订《深圳控烟条例》，扩大了室外禁烟区域，并将电子烟纳入管控范围。

二　主要做法

（一）坚持法治引领，推动《深圳控烟条例》出台和有效实施

深圳市以法治建设为引领，出台了符合《公约》要求的控烟条例，并持续推动修订《深圳控烟条例》。《深圳控烟条例》明确了政府主导、分类管理、场所负责、公众参与、社会监督的原则，规定市政府、区政府负责组织协调区域内的控烟工作，将控烟工作纳入城市发展规划，并作为政府绩效考核的内容。《深圳控烟条例》在控烟场所、控烟措施、宣传教育、监督管理和法律责任等方面做了明确规定。自《深圳控烟条例》实施之日起，深圳市人大常委会作为立法机构，一直将《深圳控烟条例》实施列为重点监督项目，建立市人大代表监督机制，督促市政府及各控烟联席会议成员单位依法履行控烟职责，推动《深圳控烟条例》有效实施。《深圳控烟条例》

自 2014 年 3 月 1 日开始实施，截至 2023 年 1 月 31 日，全市累计出动执法人员 164.5 万余人次；劝阻吸烟 170.4 万余人次；对违法违规吸烟个人处罚 14.5 万余人次，共计罚款 729.1 万余元；监督检查各类场所 90.5 万余处，对 8 140 处违法违规场所给予警告，对违法违规场所给予罚款 86 宗，共计场所罚款 93.8 万元。公众对全面无烟法律的支持度持续攀升（图 1-2-1）。

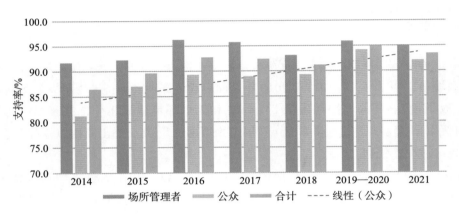

图 1-2-1　场所管理者和公众对全面无烟法律的支持度持续攀升

（二）完善工作机制，建立多部门联动的控烟工作模式

在《深圳控烟条例》的指导下，深圳市建立了以卫生健康行政部门为主导、多部门合作的控烟工作联席会议制度，明确了各部门控烟工作职责。卫生健康主管部门以联席会议制度为平台，通过制订控烟工作规划、工作方案和技术指南，联合各部门共同组织开展执法人员培训、场所管理者培训、无烟环境建设、控烟宣传教育，以及控烟执法"车轮战"等活动（图 1-2-2）。通过建立控烟媒体工作网络，培养控烟志愿者队伍，积极动员全社会参与控烟工作（图 1-2-3）。联席会议制度还持续跟踪评估控烟条例执行效果，督促各单位不断改进和完善控烟工作，确保控烟条例得到有效执行。

（三）引导媒体助力，打造控烟执法"网红"案例

深圳市一直将媒体控烟网络建设和能力提升作为重点工作，在启动控烟工作之初就建立了媒体记者库，通过专题培训研讨，就烟草危害、控烟策略、本市工作进展和重点难点工作等内容，提前与媒体进行了充分的沟通交流，鼓励媒体出谋划策、积极报道，并通过优秀新闻报道评选、国家控烟媒

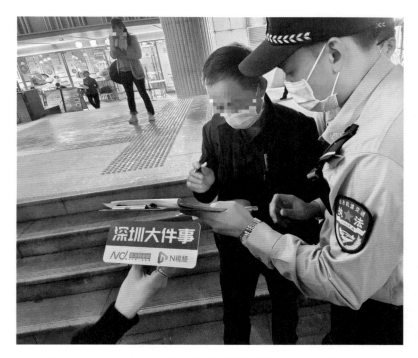

图 1-2-2　2022 年 11 月控烟执法"车轮战"——地铁站出入口

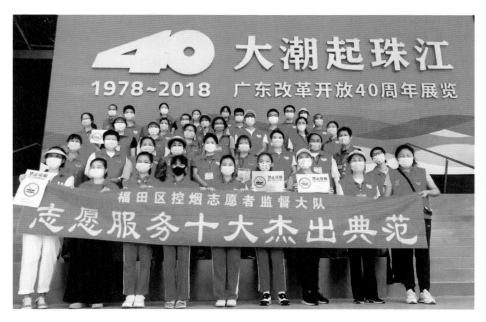

图 1-2-3　深圳市控烟志愿者督查行动暨社区宣传活动

体工作参与交流等活动，发挥媒体在控烟工作中的积极性和主动性。十余年来，深圳市媒体行业积极参与、主动策划控烟主题报道，产生了"推动深圳机场依法取缔室内吸烟室""督促市民中心遵守控烟条例""参与控烟执法督查车轮战"等优秀作品，营造出依法控烟、全社会共建共治共享的良好舆论氛围，发挥了媒体监督的独特作用。

（四）健全评估体系，促进公共卫生政策不断改进和完善

《深圳控烟条例》的实施对全市室内公共场所、室内工作场所和公共交通工具无烟环境建设，减少人群吸烟行为和二手烟暴露，提高烟草知识知晓率等产生积极影响。通过开展成人烟草流行调查、青少年烟草流行调查、各类禁烟场所监测，以及公众和管理者支持调查等活动，综合评价《深圳控烟条例》实施效果。通过评估发现，网吧／游艺厅、酒吧、歌舞厅和休闲服务场所是违法吸烟行为的高发场所。深圳市控烟工作联席会议办公室（简称"控烟办"）制作《禁烟场所、售烟场所实施无烟法律指南》工具包，联合深圳市公安局举办场所管理者控烟培训班，发放工具包，并组织开展控烟专项执法行动。网吧／游艺厅禁烟标识张贴合格率由 2014 年的 27.1% 上升至2021 年的 84.6%，违法吸烟比例由 71.6% 下降至 46.2%。青少年烟草流行调查结果表明，青少年电子烟知晓率已接近 90%，其使用率已超过卷烟使用率。电子烟对青少年的危害日益凸显，深圳市控烟办积极推动《深圳控烟条例》修订，将电子烟纳入管控范围，明确规定禁烟场所禁止吸电子烟，禁止任何形式的电子烟广告、促销和赞助，禁止自动贩卖机销售电子烟，禁止向未成年人销售电子烟。

（五）强化示范建设，创新发展控烟工作新模式

深圳市深入贯彻落实新时代党的卫生与健康工作方针，将健康融入所有政策，人民共建共享，以深圳市坪山区马峦街道处罚向未成年人销售烟草制品的首个案例为范例，支持马峦街道党工委创新探索以党建引领基层治理的控烟模式。该模式以街道党建理事会牵头控烟工作，充分凝聚各方治理共识，调动各种社会资源，动员社会各界力量参与"无烟马峦"建设。评估显示，马峦街道各项控烟指标明显优于全市水平。事实证明，党建引领基层共治控烟模式的创新，有利于破解条块分割、执法困难和治理盲区等控烟工作发展瓶颈，促进形成共建共治共享的社会治理格局。2020 年，深圳市控烟

办联合市文明办在全市推广"无烟马峦"成功经验，鼓励各区开展无烟街道建设。

三 遇到的困难

（一）市控烟工作联席会议制度仍须强化

控烟工作涉及部门多，各类禁烟场所范围广、数量庞大，控烟工作统筹协调难度大，各执法部门在控烟执法认识上存在较大差异，个别执法部门执法积极性、主动性不够，部分成员单位组织开展本单位、本系统控烟工作缺乏主动性，导致其管辖场所无烟环境建设效果不佳。

（二）控烟宣传力度有待加强

深圳市人口流动性很大，健康宣传效果受人口流动影响较大，控烟宣传与社会需求仍有较大差距。控烟宣传教育形式有待进一步丰富，控烟宣传整体力度较弱，宣传效果有待提升。各区和各成员单位对控烟宣传认识仍存在不足，各区社会经济发展水平不均衡，导致公益宣传覆盖不均衡，部分偏远地区宣传力度较弱，存在宣传死角。

（三）执法力度难以满足公众需求

公众对健康环境的需求较高，对各禁烟场所违法行为举报投诉较多，各执法部门的执法能力现状难以满足公众需求：一是执法队伍配置与控烟工作需求差距太大，难以及时、有效地处理违法问题；同时，面向场所的执法程序繁复，这也降低了执法效率。二是取证难、执法难等问题仍然存在。吸烟违法行为具有随意、短暂、反复等特点，尤其是对个人在禁烟区域内吸烟的违法行为，客观上存在取证难的问题。三是部分禁烟场所存在执法真空。

（四）场所管理者控烟主动性有待提升

部分禁烟场所管理者控烟意识淡薄，在场所管理过程中，控烟制度设置、控烟监督员配备，以及控烟培训等诸多方面存在欠缺。部分商业场所业主更换频繁，导致场所控烟职责落实困难。

四 思考

（一）适时推动修订控烟条例

坚守全面维护人民健康的初心使命，在推进控烟立法和执法时，确保室内公共场所、室内工作场所和公共交通工具内全面无烟；全面禁烟场所尽可能覆盖更多的室外区域，以保护更多人免受二手烟危害。法律条款和处罚程序应当具有可操作性，确保各执法部门便于执行。与时俱进推动控烟条例修订工作，不断增强条例实施的可行性和影响力。扩大禁烟范围，明确执法部门管辖范围，优化场所处罚程序，调整罚款额度，强化执法效果。

（二）建立健全工作机制

进一步完善控烟工作运行的长效机制，对控烟工作开展多维度、多层面评估。建立健全控烟工作绩效考核制度和全市控烟评估体系，强化市、区控烟办对市、区控烟工作的统筹协调。发挥市控烟工作联席会议制度作用和优势，有效调动各成员单位的积极性与主动性。

（三）加强执法能力建设

进一步整合执法力量，以问题为导向、以科技为支撑，加强对重点场所、问题场所的监督执法力度，以执法为抓手，提高各类禁烟场所履行控烟职责的积极性和主动性。重点开展学校周边烟草销售专项执法行动，建设无烟环境，保护儿童青少年健康成长。

（四）引导社会力量参与

发挥社会服务力量，利用控烟志愿者开展控烟社会监督，推动控烟监督员精细化管理。完善社会组织参与控烟工作的激励机制，不断提升社会组织参与控烟工作的积极性和专业性。进一步提升戒烟服务能力，规范戒烟门诊、戒烟热线和简短戒烟干预服务。

（五）打造控烟宣传品牌

构建深圳市控烟与健康传播体系，创新控烟传播方法，强化控烟宣传品牌项目，加强控烟宣传教育，将控烟内容纳入文明城市、卫生城市和健康深圳的常态化宣传，营造全社会无烟的良好氛围。

（六）树立标杆以点带面

继续开展无烟深圳建设工作，创建无烟车站、无烟车厢、无烟广场、无烟公园、无烟学校等无烟场所和单位，树立控烟守法标杆，推广"无烟马峦"模式，以点带面推动各区开展无烟城区建设，共同实现"无烟深圳"建设目标。

（广东省深圳市慢性病防治中心　熊静帆　卢文龙

广东省深圳市控烟工作联席会议办公室　王　岭　林丽珊）

强组织 重执法
杭州迈入全面无烟时代

一 背景

杭州市是浙江省省会,具有深厚的历史文化底蕴,城市综合管理水平较高,一直在公共场所控烟方面积极探索。2019 年 1 月,修订的《杭州市公共场所控制吸烟条例》(以下简称"《杭州控烟条例》")正式实施,标志着杭州市公共场所控烟工作迈上了一个崭新的历史台阶。已然成形的法治化公共场所控烟模式是杭州特色,也是杭州骄傲。杭州市控烟工作取得的成绩有赖于全市在控烟地方性法规"立"与"行"过程中的积极探索和持续发力。

二 主要做法

(一)从无到有,从有到优,控烟立法实现三步蝶变

杭州市制定地方性法规历经三个阶段。这三个阶段与国家的控烟进程相契合,是中国控烟法治化进程的一个缩影。

1. 初萌阶段 第一个阶段是在 20 世纪 90 年代。早在 1995 年,杭州市政府就颁布了《杭州市公共场所禁止吸烟暂行规定》。该规定要求试点办公室、会议室等室内工作场所禁烟,推进了公共场所控烟工作,体现了杭州市委、市政府对控烟工作的关注。然而,受到当时控烟理念、社会进程、公民法律意识水平等因素影响,当时的控烟状况与全面无烟的要求还有很大差距。

2. 雏形阶段 第二个阶段是在《公约》正式在国内生效后。2006 年,杭州通过了《杭州市辖区内禁止烟草广告的通告》,并被授予全国"无烟草广告城市"的荣誉。2009 年,《杭州控烟条例》被正式列入市人大立法项目,经过多次调研、听证、修改后,于 2010 年 3 月 1 日起正式实施。这对我国地方政府积极履行《公约》,实现公共场所全面无烟的进程起到了示范作用。

在此阶段，杭州市还围绕《杭州控烟条例》开展了一系列探索性实践，包括创建示范性无烟宾馆、饭店等。在此基础上，实践探索延伸至无烟企业创建，成功地树立了一批具有国际影响力的无烟企业，为后续诸多城市的控烟立法提供了参考与借鉴。

3．迭代阶段　随着公众对烟草危害认识的逐步提高以及健康需求的日益增长，原《杭州控烟条例》的局限性日益凸显：禁烟范围只局限于主城区和区县城关镇的十大类场所，依然保留餐饮、娱乐、住宿等场所为限制吸烟场所，没有达到《公约》要求的全面无烟标准；在执法细节和可操作性上存在不足，罚款金额低，处罚程序烦琐等。考虑原《杭州控烟条例》部分规定已难以适应新形势下控烟工作的实际需要，杭州市于 2017 年启动了《杭州控烟条例》修订工作。新修订的《杭州控烟条例》于 2019 年 1 月 1 日起开始实施，于 2021 年 12 月 31 日结束过渡期，实现了室内公共场所、室内工作场所和交通工具的全面禁烟。杭州将电子烟纳入公共场所禁烟范畴。新修订的《杭州控烟条例》奠定了符合《公约》要求的无烟环境立法基础，执法理念更为积极，执法细节得到改进，实现了控烟立法的高质量转型升级。

（二）刚柔并济，双管齐下，用好《杭州控烟条例》

在推进《杭州控烟条例》实施的过程中，杭州市始终坚持刚柔并济的工作方法，在积极推进《杭州控烟条例》落地落实、切实维护其权威性的同时，持续开展宣贯宣教，不断强化社会共识。

1．以法为纲，综合执法　杭州市实行多部门综合执法模式，教育、文化、旅游、体育、交通运输、公安等 14 个监管部门在各自行业或领域内实施控烟监督管理工作。"12345"市长公开电话统一受理有关控烟的咨询、投诉举报；统一登记受理后，按照控烟监管职责分工，移交至相应的控烟监管部门进行处理。

市、区控烟办每年组织开展控烟联动执法检查。2021 年底，在新修订的《杭州控烟条例》实施过渡期结束这一关键时间节点，围绕原有限制吸烟场所须实现全面禁烟的工作要求，杭州市控烟办专门针对餐饮、娱乐、经营性住宿、洗浴等重点场所组织开展了全市控烟联动执法检查，切实强化了公共场所对于控烟条例的依从性，维护了控烟条例的严肃性与权威性。

各部门积极探索控烟执法的科技化应用。拱墅区城市管理局在对公共厕所进行提升改造时，装配了灵敏的智能烟感报警设备。在触发条件下，该设备会发出语音警告并通知执法人员就近抵达现场，除此之外，该设备还可定期统计各个点位的违法吸烟情况，为后续控烟管理工作提供参考数据。杭州市交通运输局依托数字化执法实验室建设，将"吸烟"作为轨道交通内"不安全行为"的一种，进行智能判断和识别取证。杭州市数据资源管理局正在建设视频大数据共享平台，综合公安、交通、交警、城管等公共场景的视频监控数据，通过机器学习和模型算法自动抓取特定监管对象，达到自动发现、及时监管的目的。

2019 年 1 月 1 日—2022 年 9 月底，全市累计检查各类场所 429 622 家次，处罚违法场所 495 家，罚款金额 866 980.45 元；处罚违法个人 555 人，罚款金额 27 030 元，对违法单位及个人进行了教育警示，也向全社会传达了依法控烟的严肃性。

2. 培植理念，引导共治　杭州市通过社会倡导和创新扩散，为《杭州控烟条例》的实施营造了良好氛围，赢得了广泛的社会支持。

2010 年 3 月《杭州控烟条例》初始实施，2019 年初新《杭州控烟条例》修订完毕并进一步指导实践，2022 年初新《杭州控烟条例》结束过渡期实现全面无烟，在新法规实施的多个关键时期，杭州市科学整合资源和渠道，开展精准有效宣传。杭州市控烟办联合杭州市文明办等机构，以图片、语音、视频为载体，组织开发了无烟环境创建工具包，还与世界卫生组织联合署名制作了一系列控烟公益广告。各地各部门利用工具包开展了广泛的宣传活动，在"全面无烟迎亚运"全媒体宣贯活动中进行了积极运用，取得了良好效果。杭州市疾病预防控制中心策划制作的控烟宣传短片《少年何愁》获得第六届（2021）健康中国微视频大赛优秀公益广告奖。"无烟亚运跑"活动被评为 2021 年度全国健康促进优秀案例。

与此同时，控烟监督执法部门围绕一些违反《杭州控烟条例》的典型案例，开展"以案说法"形式的普法宣传，通过媒体扩大典型案例的教育警示作用，使《杭州控烟条例》更加深入人心。例如，2020 年，一家饭店因为容许顾客吸烟而登上热搜，杭州市控烟办第一时间协调杭州市场监督部门介入，并以此为契机，引导广大市民关注餐饮、住宿和娱乐等场所的控烟问题，推进这些限制吸烟场所提前完成向全面禁烟场所的过渡，最终为实现全面无烟环境起到了借势、助力的良好效果。

三　成效与思考

通过近三十年坚持不懈的积极推动，杭州市公共场所控烟法治化工作厚积薄发，成效日益凸显。全市居民控烟意识不断提高，公共场所吸烟现象显著减少，杭州市 15 岁以上人群吸烟率从 2008 年的 25.4% 降至 2021 年的 17.62%，远低于全省和全国平均水平，提前实现了健康中国 2030 控烟目标。展望未来，杭州市公共场所控烟法治化工作还有漫长前路要走，但目标始终如——让"无烟杭州"成为城市的基本内涵，成为全市人民的共同意志！

（浙江省杭州市疾病预防控制中心　俞　锋）

"控烟一张图" + 志愿队伍 实现无烟北京社会共治

一 背景

2015 年 6 月 1 日起,《北京市控制吸烟条例》(以下简称"《北京控烟条例》")开始实施。作为首善之区,北京有责任、有义务做好无烟的表率。当时,北京市吸烟人群约 420 万人,以每人每日平均烟草使用量 15 支估算,每日可发生 6 000 多万次吸烟行为。与此形成鲜明对比的是,全市执法队伍总人数仅千人,应对如此庞大的工作任务显得捉襟见肘。随着工作深入,控烟执法队伍人员缺口日渐明显。凭借有限的执法力量,如何做到依法控烟、违法必究,如何维护法规威信均是控烟工作急需解决的实际问题。

在这种背景之下,北京尝试搭建"控烟一张图",动员万人控烟志愿队伍,真正将社会共治理念运用到控烟工作上。《北京控烟条例》实施以来,北京市控烟工作取得了一定成效。2022 年度调查数据显示,全市吸烟人群基本能够做到自觉遵守《北京控烟条例》,人群二手烟暴露率逐步降低,烟草销售量连年下降,公众对烟草危害知晓率不断提高,敢于主动劝阻违法吸烟的人口比例由过去的百分之十几提高到近一半。北京市人大对近年来颁布实施的几部法规开展评估,结果表明《北京控烟条例》是近年来最受北京市居民欢迎的地方性法规之一。

二 主要做法

(一)开发"控烟一张图",搭建控烟执法网络

2016 年起,北京推出"控烟一张图",市民可随时随地通过手机拍照、录像等功能对违法吸烟行为进行线上投诉和举报。"控烟一张图"实际上是一套自动化办公系统,有强大的后台和投诉功能。工作人员可利用系统后台的统计分析功能,通过设置日期、时段、地区等筛选条件,开展科学的统计分析,生成各类指标排名。系统可计算全市 16 个区每 10 万人口投诉量并形

成排名，能较好地反映各地工作现状。系统可对违法行为进行分类统计，包括发生违规吸烟责任单位／责任人不进行劝阻、未张贴禁止吸烟标识、提供烟具、张贴烟草广告等，并提示违法行为轻重程度。系统可计算违法行为处理率（即控烟志愿者接到投诉单后开展处理的比例），其是反映控烟工作质量的重要指标。系统还可以通过计算历史数据展示投诉发生的时间规律，如冬春季投诉量多于夏秋季、餐饮业在节假日投诉量升高等基本趋势，有利于开展针对性宣传教育的实施准备。

1. 探索创新，开发"控烟一张图"系统 北京市控制吸烟协会借鉴道路交通管理中市民参与共治的模式开展积极探索，将互联网科技手段与群防群治理念相结合，合理引入到控烟工作中，尝试开发一套移动互联网控烟管理系统。设想市民可通过手机拍摄和提交信息，随时随地对违法行为进行投诉举报。系统可收集投诉信息，定位违法行为发生场所，汇总违法行为基本情况。同时，北京市政府"首都之窗"、北京市卫生健康委、北京市控制吸烟协会等官方网站以及"无烟北京"公众号会实时亮灯，提示违法行为发生情况。北京市科学技术委员会对此项探索尝试给予了肯定和支持，系统进入实际开发阶段。在北京市科学技术协会的支持下，北京市控制吸烟协会在2015年成功组织研发完成该系统，称"控烟一张图"。开发"控烟一张图"是结合互联网应用与社会共治理念进行的探索创新。此外，北京市控制吸烟协会设计推广了"不可以""我在意""请停止"三个劝阻吸烟的手势，广泛传播，让广大市民都知道北京市控烟立法，参与到控烟活动中来。

2. 强化实效，拓展"控烟一张图"功能 "控烟一张图"是一套综合性管理系统，包括多种功能图。"实时投诉一张图"能直接反映投诉举报的绝对数量，并展示投诉分布区域。在这张图上，哪些场所被投诉得最多，市民对违法吸烟的问题反映最强烈的是哪些区域，都有非常清晰的显示。比如餐厅、写字楼、办公场所、居民楼、商场等，共16类场所，输入场所一键显示。"控烟处罚一张图"是根据卫生监督部门实施的处罚记录产生，可以展示行政执法处罚记录和处理结果，对被处罚单位具有强烈的督促作用，对其他单位也具有警示作用。"售烟点一张图"由北京市控制吸烟协会对全市中小学周边100米内售烟点进行全面摸底调查标记形成。既可对市场监督管理部门进行提醒，也便于群众了解监督。"戒烟门诊一张图"将医疗机构戒烟门诊办公地点、联系方式、接诊安排等信息进行汇总展示，方便群众快速了解获得专业戒烟服务的途径。"控烟志愿者一张图"可查看全市控烟志愿者所处位置，便于志愿队伍协调工作。

3. 适时升级，适应执法主体下沉 2019 年，配合执法调整对"控烟一张图"进行功能升级，新增 150 多个街道的控烟指数展示功能，为控烟工作网格化管理的推进奠定基础。2021 年 7 月 1 日开始，北京市控烟执法的行政执法主体由过去的市、区两级卫生监督部门变更为乡镇街道，综合执法工作开始下沉。为适应这个变化，"控烟一张图"将统计单位由区调整细化为乡镇街道。志愿者对各个乡镇街道的 11 类公共场所开展随机暗访，将评分上传系统。系统以乡镇街道行政区划为划片基础，对上传数据进行统计分析，自动生成控烟指数色块图和动态排名。控烟指数色块图以四种颜色标注不同水平的分值，60 ~ 70 分为红色，70 ~ 80 分为黄色，80 ~ 90 分为绿色，90 分以上为蓝色，形象直观。控烟指数也成为基层控烟工作绩效考核依据之一。

4. 借力媒体，发挥舆论监督作用 北京市控烟工作注重发挥新闻媒体舆论监督作用。北京市控制吸烟协会定期发布"控烟一张图"投诉量排名靠前单位名单。新闻媒体据此多版面、多时段开展控烟工作全方位报道。卫生监督执法部门也会组织对投诉发生频次较高的单位进行集中约谈。北京市控制吸烟协会先后组织召开 30 多场新闻发布会，累计点名通报数百家责任单位。通过数据发布与媒体监督，相关责任单位和责任人控烟认识确有提高，单位管理工作也得到了加强与改进，一些"老大难"单位的整改问题也得以解决。

（二）发动控烟志愿队伍，实现无烟社会共治

2015 年 8 月，在北京市志愿服务联合会的领导下，通过社会公开招募，正式成立了北京市控烟志愿总队。北京市的控烟志愿服务队伍主要由北京市志愿服务联合会、北京市控制吸烟协会、北京市控烟志愿服务总队共同组建，并形成 16 个区级控烟志愿服务分队。志愿服务在起步阶段主要从事群众性宣传活动，如发放宣传品、张贴禁烟标识、组织文艺演出等。截至 2020 年 5 月，北京市注册的控烟志愿者一共有 13 000 余人，每年登记的志愿服务时长达 200 万小时。他们是"控烟一张图"投诉内容的主要处理者，在"控烟一张图"的实践工作中发挥了巨大作用，近年的有效投诉处理率稳定在 40% 以上。

1. 让志愿者成为辅助控烟执法的重要力量 在传统的控烟执法模式中，卫生监督部门的监督执法人员一直是工作主力。"12345"市民服务热线接到

市民投诉举报后，派发工作单给监督执法部门，监督执法人员随即展开现场执法，并将处理结果反馈诉者。近年来，市民发起投诉量逐渐加大，"控烟一张图"接待投诉量已接近或超过"12345"市民服务热线，成为全市接待控烟投诉的又一重要渠道，控烟执法队伍人员缺口日渐显著，控烟志愿者作为辅助力量参与执法工作能有效缓解这种局面。北京市积极组织开展志愿者培训，使志愿者的工作内容逐步从宣传教育扩展到投诉处理。培训定期举行，主要包括控烟政策、法律法规、专业知识和工作方法、技巧等方面的内容，有助于志愿者提高综合能力，高效运用"控烟一张图"开展现场工作。随着参与培训人数的逐步增加，具有工作资质的志愿者越来越多，投诉处理率也在不断提高。

2. 让志愿者成为处理控烟投诉的有生力量　市民通过手机平台进行投诉举报，"控烟一张图"首先亮灯，由属地控烟志愿服务分队队长派发工作单。志愿者接到工作单后，两人一组深入现场，对被投诉单位进行告知及处理。如果志愿者赶到现场后，已错过处理违法吸烟者的最佳时机，会把检查发现的问题告知投诉发生单位的管理者，同时现场填写、出示被投诉告知单，责令及时整改。一周后，志愿者进行现场复查。经查确实整改到位者，在双方签字后，可核销工作单并在"控烟一张图"中灭灯。如果问题依然存在，志愿者可填写执法建议书递交区爱卫会，区爱卫会将执法建议书转为政府督办件，责成属地综合执法队进一步处理。在运用"控烟一张图"开展执法工作初期，志愿者深入被投诉单位时会面临一些阻力。随着"控烟一张图"逐渐深入人心，执法主体与执法对象不断磨合，被投诉单位对控烟工作的认识逐步加深，志愿者执法工作效率也在不断提高。

3. 让志愿者成为带动群众共治的活跃力量　志愿者一直是控烟行动的活跃力量。他们佩戴统一标识，在控烟场所开展巡查、劝阻、举报、宣传等志愿活动。他们深入群众，积极宣传"控烟一张图"，示范劝阻吸烟手势，以简单易行的方式让群众了解控烟、参与控烟，赢得群众广泛支持，带动群众走上无烟社会共治共享之路。为鼓励群众积极参与控烟工作，北京市控制吸烟协会对控烟投诉表现突出的市民进行年度表彰，授予"北京市控烟达人"荣誉称号，并宣传其事迹，努力形成"人人都是监督员，处处都有摄像头"的良好局面。截至 2023 年 10 月，北京市控烟服务志愿者每年接待社会各界群众投诉 1 万余件，累计接待投诉已达 8 万余件，群众整体积极性很高。由此看出，做好群众工作对全市控烟行动落实具有重要意义。

三 成效与思考

1. "控烟一张图"系统在控烟工作中起到重要作用 "控烟一张图"成为北京控烟投诉的一个重要渠道，得到了广大市民的支持和喜爱，对促进北京地区控烟工作发挥了重要作用。自 2015 年 6 月 1 日《北京控烟条例》实施以来，北京市 15 岁以上人群吸烟率由 2015 年 23.4% 逐步降低至 2021 年 19.9%，绝对吸烟人数减少了 75 万，控烟知晓率由 43.4% 提升到 92.6%，控烟效果满意度由 42% 提升到 81.3%，对《北京控烟条例》的支持度保持在 90% 以上，对吸烟者劝阻情况由不足 20% 提高到近 50%。在北京市控制吸烟协会 2018 年 "请给北京控烟打个分儿" 网络调查中，北京市控烟工作取得了 83.6 分的成绩。

2. "控烟一张图"构想对社会共治共享做出有益探索 党的十九大报告明确提出了"打造共建共治共享的社会治理格局，加强社会治理制度建设，完善党委领导、政府负责、社会协同、公众参与、法治保障的社会治理体制"的根本要求，北京市控烟工作始终坚持贯彻执行这一要求。控烟工作是硬仗，也是持久战，贯穿于城市的综合管理进程中，也关系人民健康与城市发展。实践证明，"控烟一张图"联合志愿服务促成无烟社会共治共享的工作模式，是落实控烟工作、实现控烟行动目标的有效途径，也是社会共治的必然趋势。

3. "控烟一张图"模式在世界各地得到积极推广 北京市控制吸烟协会应邀参加国内多地控烟工作会议，开展经验交流。世界卫生组织对运用科技手段动员群众参与控烟的方法给予了高度认可，邀请北京市控制吸烟协会在总部会议上对"控烟一张图"开展专题介绍。国际权威期刊也专门刊登文章，介绍"控烟一张图"工作内容。2020 年 5 月，世界卫生组织向北京市控制吸烟协会颁发了西太平洋地区"世界无烟日奖"，这是世界卫生组织对中国控烟社会组织授予的第一个工作成就奖。"控烟一张图"联合志愿服务促成无烟社会共治的工作模式，被世界卫生组织推广到全球许多国家和地区，"控烟一张图"已逐步走向世界舞台，世界卫生组织在 2023 年的《全球烟草流行报告》中把北京控烟一张图作为成功案例进行推介。

（北京市控制吸烟协会　张建枢）

"无烟两会"凝聚社会共识
共建共享无烟健康新生活

 一 背景

　　2010 年，为进一步推动控烟工作深入实施，中国疾病预防控制中心在全国范围内发起"无烟两会"倡导活动，旨在为地方控烟工作特别是控烟立法的高层倡导奠定组织基础和保障。同年，兰州市入选了中国疾病预防控制中心和国际防痨与肺部疾病联合会联合发起的"中国无烟环境促进项目"。兰州市以此为契机，自 2011 年起，连续 11 年以"无烟两会"为引领，广泛凝聚社会共识，以"共建共享无烟健康新生活"为目标，开启了全面无烟立法执法工作的探索和实践。

　　2014 年 1 月 1 日，《兰州市公共场所控制吸烟条例》（以下简称"《兰州控烟条例》"）正式施行。同年 3 月，兰州市人民政府发布《兰州市公共场所控制吸烟条例实施细则（暂行）》（兰政办发〔2014〕63 号）。2016 年 1 月 1 日起，所有室内公共场所实现全面禁烟，标志着兰州市正式迈入全国无烟城市行列，400 多万兰州市民受到了全面无烟法规的保护。兰州市通过依法控烟取得社会成效的实践过程，充分证明了在西部经济欠发达地区推动公共卫生政策制定、实施的可行性，为依法保护公众健康提供了思路和经验。

二 主要做法

（一）科学与专业并重，多专业融合组建工作队伍

　　兰州市疾病预防控制中心抽调公共卫生专业骨干力量组建无烟环境促进项目工作组，邀请兰州大学法学院和公共卫生学院专家、法律工作者、主流媒体记者等共同组成控烟立法专家组，以及无烟场所创建、监测评估、媒体传播等多个专业小组。各小组依托专业优势，分别成立起草专班，拟订控烟立法、执法各阶段工作计划与方案。

（二）政府倡导与社会动员相结合，确立"无烟两会"核心目标

推动公共场所控烟立法和有效执法需要一定的社会基础。首先，要向社会大众广泛普及烟草危害知识以及公共场所不吸烟的健康理念，逐渐达成支持室内公共场所全面无烟的社会共识；同时，要积极争取获得地方决策者和立法部门的支持，使其在一个较高的思想层面上认识到控烟工作的重要性，认同全面无烟的立法标准，进而在政策和制度层面给予控烟工作有力保障。

人大代表和政协委员来自社会各界。他们深入社会生活，广泛联系群众，了解社情民意，积极建言献策，反映民生所需，能传达最广泛、最基层的声音，具有一定的社会影响力和积极的示范作用。以兰州市"两会"召开为契机，以烟草与二手烟危害、无烟立法重要性与必要性为核心内容，开展"无烟两会"倡导宣传活动，动员人大代表与政协委员成为无烟立法执法的倡导者、支持者和践行者，是示范和引领达成"支持公共场所禁止吸烟、立法保护公众健康不受二手烟危害"社会共识的最佳策略。兰州市控烟立法工作专班以"无烟两会"为目标，迅速制订两会倡导方案，协调沟通"两会"相关委员会、处室负责人，确定宣传内容及形式。

（三）审时度势，因势利导，开展"无烟两会"倡导活动

1. 立法阶段　一是向人大教工委、政协科教文卫处主要负责同志提交"无烟两会"倡导专题报告，内容包括烟草危害及相关慢性病流行病学统计数据、国家相关控烟政策、城市控烟立法必要性与重要性等，并多次邀约进行面对面交流，增进其对"无烟两会"和控烟立法工作的理解与支持。二是根据每年国家控烟工作进程，确定"无烟两会"倡导活动主题，制作倡议书（图 1-3-1 ~ 图 1-3-3）、宣传展架和海报，在会议室等重点区域张贴禁烟标识，通过一系列精心布置，打造"无烟两会"现场氛围。三是发挥专业工作组的技术支撑作用，积极协助提交控烟立法工作提案和建议草案。四是在"两会"期间开展代表、委员访谈和"无烟两会"专题报道，通过主流媒体积极向社会各界传递控烟工作信息。

2011 年，兰州市首届"无烟两会"的成功举办获得了市民的广泛赞誉，这也成功推动兰州市控烟立法进入市人大常委会当年的"5 年立法规划"。在 2013 年兰州市人大就法规必要性与可行性进行第一轮审议时，控烟立法就获得了市人大代表的积极支持与发声，立法进程有了向前推进的动力。控

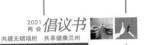

图 1-3-1　2021 年无烟两会倡议书封面

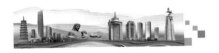

图 1-3-2　2023 年无烟两会倡议书封面

图 1-3-3　2023 年无烟两会倡议书内页

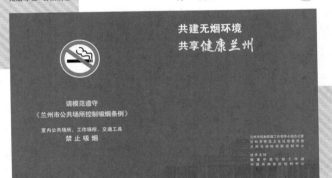

众所周知，烟草危害是当今世界最严重的公共健康危害之一，吸烟和二手烟暴露不仅严重危害公众健康，还给国家和个人造成巨大的经济损失。保护公众健康不受二手烟危害，建设文明健康的无烟公共环境是政府义不容辞的责任！

吸烟和二手烟对健康的危害

烟草烟雾中含有超过 7000 种化学物质，其中数百种为有害物质，至少 69 种为致癌物。有充分证据表明，吸烟可以导致多种慢性病，会导致呼吸系统和心脑血管系统等多个系统疾病，科学研究证明，吸烟者的平均寿命比非吸烟者缩短 10 年。我国现有吸烟者超过 3 亿，68.1% 的非吸烟者暴露于二手烟中，每年因吸烟相关病导致的死亡人数超过 100 万，因二手烟暴露导致的死亡人数超过 10 万。

二手烟

绝大部分烟草烟雾扩散到空气中形成二手烟，不能假的入肺进第二手烟危害。

二手烟不存在所谓的"安全暴露"水平，如果有人在室内吸烟，即使使用通风、空气过滤等装置，或者室内设置任何形式的吸烟室（无论是否有专门的通风系统），都无法将室内空间完全无烟化。

二手烟中的有毒成分可吸附在衣服、书、沙发、窗帘等物品表面，形成"三手烟"，时间可长达数月，对室内造成严重危害。

室内环境 PM2.5 主要来自烟草烟雾

在 35 平方米的室内环境中，点燃一支烟产生的烟草烟雾可以使 PM2.5 达到 1.5 米处 PM2.5 达到 800 微克 / 立方米，是《环境空气质量标准》（GB 3095—2012）建议水平（75 微克 / 立方米）的 10 倍以上。

室内吸烟烟雾使 PM2.5 浓度度显著上升

2013 年 12 月　中共中央办公厅、国务院办公厅联合印发《关于领导干部带头在公共场所禁烟有关事项的通知》，提出"各级领导干部要充分认识带头在公共场所禁烟的重要意义，带头遵守公共场所禁烟规定，自觉维护党政机关和领导干部形象，把各级党政机关建设成无烟机关"。

2019 年 6 月　国务院印发《关于实施健康中国行动的意见》，控烟行动作为 15 项行动之一，明确要求"到 2022 年要把各级党政机关建设成无烟机关，并鼓励保护"。同时发布的《健康中国行动（2019—2030 年）实施方案》明确提出"要提高室内无烟法规覆盖人口比例，在全国范围内实现室内公共场所、室内工作场所的……

交通工具全面禁烟。积极推进无烟环境建设，强化公共场所控烟监督执法。"

2020 年 1 月　甘肃省人民政府印发《甘肃省人民政府关于推进健康甘肃行动的实施意见》，指出"加强公共场所控烟监督执法，强化室内公共场所、公共交通工具等依法控烟行动。积极推进创建无烟场所，鼓励倡导无烟单位，倡导党政机关和办公场所全面禁烟，鼓励各级党政领导干部、医务人员和教师发挥控烟引领作用。"、"到 2022 年和 2030 年，全国无烟法规保护的人口比例分别达到 30% 及以上和 80% 及以上。"

《兰州市公共场所控制吸烟条例》（以下简称《条例》）及《兰州市公共场所控制吸烟实施细则》（以下简称《细则》）颁布实施已 8 年时间，为保护公众不受二手烟危害的健康权益，有力提升全城城市创建文明环境发挥了应有的作用。切实落实好《条例》及《细则》的要求，努力营造文明健康无烟环境是我们大家共同的心愿和责任，各级党政机关应当为全社会做好引领和示范。

在此特别时代背景之上，全社会都应当树立"每个人都是自己健康的第一责任人"的理念，每个人都应当自觉践行健康的生活方式，同时自觉树立和维护他人享受健康权利的社会意识。后疫情时代也为此提出了更高的要求，需要我们增加引导作用。公务人员以及每一位代表委员都应责无旁贷示范带头做，做好自己健康的第一责任人，自觉带头保护人民群众生命安全和健康，展现社会责任……

在此，我们倡议——

请您率先垂范，积极倡导"每个人都是自己健康的第一责任人"的理念，做好公共场所禁烟相关法律法规的宣传和监督，支持参与控烟行动；

让我们共同携手，以积极行动，共建无烟环境，共享健康兰州！我们倡议的积极参与者！

29

烟立法进入第二轮审议阶段，须针对法规的合法性进行审议，为此，有针对性地开展了"二手烟无安全水平，接触就有危害""只有室内公共场所全面无烟，才能真正保护公众健康不受二手烟危害"等内容的宣传，"关于禁止吸烟场所的设置及限制吸烟场所的取消时间"等条款的设置也获得了人大代表的积极认同与支持，为实现 2016 年 1 月 1 日起全面取消室内吸烟室的工作目标奠定了前期基础。通过积极的"两会"倡导活动，控烟立法得到市人大代表和政协委员的一致认同，为控烟立法达成广泛共识、动员全社会参与发挥了重要作用。2014 年 1 月 1 日，《兰州控烟条例》正式实施。

2. 法规执行阶段 《兰州控烟条例》生效后，建立健全控烟工作社会共治体系与执法工作机制成为推进《兰州控烟条例》有效实施的重要保障。作为党和政府联系群众的桥梁与纽带，兰州市"两会"代表委员率先垂范，带头遵守执行《兰州控烟条例》要求，对营造依法履行《兰州控烟条例》主体责任与义务、推进监督执法部门有效执法起到了积极的示范作用，达到了"四两拨千斤"的效果。

结合不同时间节点，围绕国家控烟政策热点以及兰州市文明城市、卫生城市创建主题，更新倡导内容与形式，持续推进"无烟两会"的社会影响力。这一阶段的主要做法有：一是协调取得兰州市人大、政协的工作支持，获得各界代表、委员名单，重点联系控烟执法部门、法律、医疗卫生领域的代表委员，邀请他们参与控烟执法工作研讨、专题培训和执法检查专项行动，保持日常联系沟通，增进代表委员对《兰州控烟条例》执行情况的关注与认可，不断提高控烟执法的影响力；二是协同兰州大学公共卫生学院定期开展《兰州控烟条例》实施情况动态评估与结果发布，包括不同类别室内公共场所禁烟标识张贴设置情况、违法吸烟处罚情况、二手烟暴露情况、人群吸烟率变化等，用有力的科学数据阐述控烟工作状况，向代表委员提交推进执法工作的建议和报告；三是每年在兰州市"两会"前形成年度控烟执法工作报告，为代表委员建言献策提供基础资料与科学依据，动员有意向的代表委员提出提案，使得《兰州控烟条例》的实施受到代表委员持续关注，成为"两会"热点议题。

（四）主流媒体全程跟踪，放大"无烟两会"社会影响力

一是设计制作"无烟两会"宣传工具包。在不同年度根据工作需要确定不同的倡议主题，如"创建无烟健康新时尚，我们一直在努力""控烟我先

行，我为控烟做代言""共建无烟场所，共享健康兰州""共创文明城市，共建无烟文明兰州，我是践行者"等。动态更新重点宣传内容，包括烟草与二手烟危害、新冠疫情与烟草使用危害等健康知识，以及《健康中国行动（2019—2030年）》《关于加强无烟党政机关建设的通知》《关于领导干部带头在公共场所禁烟有关事项的通知》等政策性内容。二是开展"无烟两会"现场布置。在各会场入口处设立明显禁烟标识和控烟宣传展架，向参会代表发放"无烟两会"参会须知，告知参会者会场、客房、餐厅等所有室内公共区域全面禁烟。在各驻地宾馆所有室内公共区域（包括会场、客房、大厅、过道及卫生间等）张贴禁烟标识，对酒店工作人员普及控烟法律法规，对违规吸烟行为进行劝阻，营造健康无烟的会议环境。三是组织"无烟两会"媒体宣传。主动协调两会秘书处获得工作支持，通过专题采访、拍摄照片、录制视频等形式，组织主流媒体进行"无烟两会"宣传报道（图1-3-4）。在宣

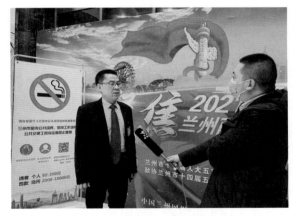

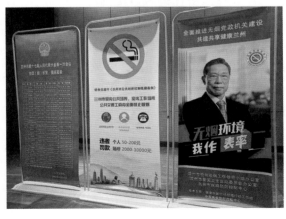

图 1-3-4 媒体采访及现场宣传

传报道过程中，有针对性地选择来自法律、医疗、教育、企业等不同领域的代表委员接受专题采访，不断强化和放大"无烟两会"的社会影响力。

"公共场所控烟不仅关乎自身健康，也关系到家庭、社会的稳定与发展。立法控烟、依法控烟对维护人民身体健康、提升城市文明水平具有重要意义。作为一名人大代表，我要以身作则，自觉维护法规权威，倡导和实践文明健康的生活方式，自觉做到在公共场所不吸烟，对违法吸烟行为进行劝阻、投诉，以自己的实际行动来影响身边的人、带动周围的人，为促进人群健康，增强人民群众幸福感、获得感、安全感做出积极贡献。"一位人大代表如是说。每年控烟议题的访谈都备受欢迎，一直是会场中的焦点、亮点，也是媒体关注的热点。每届两会媒体都能够围绕控烟工作形成 6 篇以上的主题报道和 3 条以上的新闻专题报道。

三 成效

持续的"无烟两会"倡导活动，为兰州市各界代表委员带头宣传健康理念提供了良好契机，有利于凝聚建设全面无烟环境这一社会共识。代表委员为健康兰州代言，为控烟立法执法建言献策，身体力行，做《兰州控烟条例》坚定的倡导者、支持者、践行者，这是对法律权威、对法治社会建设的捍卫与维护。这对推动全社会知法守法具有积极的带动作用，也使得兰州市的依法控烟取得了积极成效。2021 年，兰州大学第三方控烟测评结果表明，全市 15 岁以上人群吸烟率降至 23.1%，在全省率先实现了《健康中国行动（2019—2030 年）》中控烟行动"到 2022 年，15 岁以上人群吸烟率低于 24.5%"的阶段性目标；全市全面无烟法规保护人口比例达 100%，位列全省第一；全市无烟单位创建和公共场所控烟工作均走在全省前列。

2021 年，兰州市成功入选全国"无烟先锋城市"之一，作为健康中国行动控烟行动优秀案例在《人民政协报》《中国家庭报》，以及国家卫生健康委《健康中国观察》等媒体平台进行展示，并通过"健康中国"平台以视频连线采访的形式进行了宣传报道。

四 思考

事非经过不知难，成如容易却艰辛。控烟工作任重而道远，持续推动控烟法律法规有效实施，完善控烟工作社会共治体系建设，更加需要党政机关领导干部、公务人员以及人大代表、政协委员积极发挥模范作用，带头践行"每个人都是自己健康的第一责任人"的先进理念，自觉履行维护人民健康、推动社会进步的神圣职责。"无烟两会"倡导活动使兰州市控烟工作取得了阶段性成绩，对全市持续做好控烟工作具有重要意义。"无烟两会"值得坚持、值得努力，未来的"无烟两会"将更加值得期待。

（甘肃省兰州市疾病预防控制中心　万丽萍　魏芸芸）

"无烟全运"助力新时代健康陕西建设

一 背景

2021年9月15—27日，中华人民共和国第十四届运动会（简称"第十四届全运会"）在陕西省成功举办，这是中华人民共和国成立以来陕西省举办的首个重大体育赛事活动。第十四届全运会设置34个大项、51个分项、387个小项，具体赛事安排在13个市区展开。第十四届全运会共有参赛代表团38个，12 000余名运动员、6 000余名代表团官员和4 200余名技术官员参加，5 300余名组委会、竞委会人员和15 000余名志愿者提供服务保障，1 500余名新闻记者参与比赛报道。

本届运动会倡导"无烟全运、健康全运"理念，营造良好的无烟环境，确保参赛和涉赛人员全程不受烟草烟雾伤害，让全面无烟成为第十四届全运会的一大亮点。通过举办无烟、健康的体育盛会，带动更多人选择无烟、健康的生活方式，向无烟中国、健康中国迈进。

二 主要做法

（一）精心制订方案，做到心中有数

事前精心研判，不打无准备之仗，做到"三个明确"，完善工作方案，做到心中有数。

1. 明确工作目标 一是确保第十四届全运会的所有比赛和训练场地（馆）、全运村、媒体村、全运会签约酒店等区域全面禁烟，为全运会服务的所有公共交通工具、工作场所全面无烟，保护非吸烟者在禁止吸烟场所和区域免受烟草烟雾危害。二是推动第十四届全运会承办市区室内工作场所、室内公共场所和公共交通工具内全面禁烟，全面禁止烟草广告以及相关促销和赞助活动，成为全国落实控烟工作的表率。三是推动第十四届全运会承办市区建立和完善地方性控烟法规。

2. 明确工作方案 组委会查阅大量资料，学习借鉴其他省市全运会的工作经验，起草了《第十四届全运会控烟工作方案》（征求意见稿），并在组委会各部室、部分厅局进行了两轮意见征集。各方积极出谋划策，经过多次修改后终成定稿。第十四届全运会组委会印发控烟工作方案，明确开展以下六项工作：一是加强组织领导，成立控烟工作领导小组和专家指导组。二是设立控烟监督员。组委会、各执委会和竞委会成员，比赛场馆、全运村、接待酒店的指定工作人员、志愿者等兼任控烟监督员，接受控烟培训。三是明确控烟区域。比赛场馆内外、全运村及接待酒店室内均为无烟区域；全运村及接待酒店室外设置吸烟区。赛事期间，赛场商店不得售卖烟草制品，包括电子烟。四是加强宣传咨询。利用场馆、驻地的语音播报、屏幕、媒体平台等设施，循环播放全面禁烟宣传片和控烟科普文章。举办大型控烟宣传咨询活动，发放海报等宣传资料。五是强化监督执法。开展控烟监督巡查，加大控烟执法力度，明确处罚措施。六是开展监测评估。组织控烟专家对各区域控烟工作情况进行监测和评估。

3. 明确实施细则 各市区执委会和竞委会依据组委会印发的控烟工作方案，结合实际情况，制订本地区第十四届全运会控烟工作实施方案，明确工作任务、责任分工及工作措施。比赛场馆、全运村及接待酒店等制订第十四届全运会控烟工作计划，做到控烟管理制度公示，控烟措施落实到位。

（二）全力保障落实，做到心中有底

严格执行各项工作措施，不打无把握之仗，注重方案向实践转化，着力"四个突出"，做到心中有数。

1. 突出责任落实 2021年7月10日，召开控烟工作推进视频会议，层层传导压力，落实责任，强力推动控烟工作。会议要求，各市区执委会、各项目竞委会、组委会各部室以及控烟工作领导小组各成员单位，要严格执行工作方案，全面开展控烟工作，把控烟措施落实到每个比赛场馆、每个比赛项目、每个接待场所、每个涉赛和参赛人员，真正做到责任到岗、任务到人，确保第十四届全运会全程控烟、全程无烟。

2. 突出宣传活动 制作多种控烟宣传折页、海报、禁烟标识，组织各市区执委会、比赛场馆及接待单位利用宣传栏、咨询台、前台等区域进行展示使用，在所有禁烟区域张贴禁烟标识6万张。利用场馆、驻地语音播报、屏幕、媒体平台等设施，循环播放全面禁烟宣传片和控烟科普文章。全面开展无烟全运宣传报道，举办大型控烟宣传咨询活动。

3. 突出培训指导　邀请中国疾病预防控制中心控烟办公室和西安市第三医院呼吸与危重症医学科的两位专家进行培训讲解。培训围绕"无烟全运、健康全运"主题，阐述了吸烟危害与劝阻吸烟的方法技巧、室内无烟环境建设要领和室外吸烟区规范化设置要求，介绍了2008年北京市打造无烟奥运的经验做法。培训会后，各市也纷纷举办控烟培训，做到禁烟有制度、劝阻有方法、无烟环境建设有标准。

4. 突出指导督导　一是发挥控烟监督员的提醒作用。在组委会、各市区执委会和竞委会，以及比赛场馆、全运村、接待酒店设置控烟监督员，定时巡查服务区域，随时劝阻违规吸烟行为。对不听劝阻者，控烟监督员及时报告上级控烟负责人，或报告当地控烟监督执法部门处理。二是发挥控烟专家的指导作用。控烟专家组对西安、咸阳、宝鸡、渭南的第十四届全运会控烟工作开展督导检查，重点考察比赛场馆和接待酒店的控烟制度落实、人员培训、无烟环境布置，以及健康陕西宣传等工作情况，确保各项措施落到实处。三是发挥执法人员的监督作用。卫生监督、体育、教育、市场监管、药品监督、公安、文化旅游、交通运输等部门根据各自职责，开展监督执法，对违规吸烟且不听劝阻的个人，以及不履行控烟责任的单位及法人，交由相关监督部门依法进行行政处罚。

（三）积极深化成果，做到心中有度

趁热打铁，巩固成效，不打无成效之仗，把无烟全运作为一个新的起点，做到心中有度，从无烟全运走向健康陕西，促进全省控烟工作由点到面逐步深化。

以第十四届全运会为契机，促进各市控烟立法工作，让控烟工作有法可依、常态开展。西安市积极推进《西安市控制吸烟管理办法》向人大法规的立法升级；开发上线西安市控烟实时监测平台（即"控烟一张图"），公众和志愿者可通过平台了解西安控烟相关动态，并通过"随手拍"功能实时举报公共场所违法吸烟行为。渭南市人民政府印发了《渭南市公共场所控制吸烟管理办法》，并积极做好宣贯工作。咸阳市也已着手启动控烟立法工作。第十四届全运会控烟工作极大地推进了健康陕西控烟限酒行动，展示了健康陕西工作成果，也使控烟工作更加深入人心。

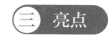

三 亮点

（一）工作方案与实施方案相结合，要求更切实

1. 工作方案提纲挈领　组委会查阅大量资料、经过两上两下，在广泛听取意见、多次修改完善的基础上，出台了第十四届全运会控烟工作方案，对第十四届全运会的控烟目标、路径、组织保障等进行了明确，统筹全局，达到纲举目张的效果。

2. 实施方案切实可行　各市区执委会和竞委会结合自身实际，积极发挥主观能动性，在遵照总体方案要求的同时，对组委会工作方案进行细化，因地制宜，制订形成适合本地区的实施方案。

（二）全方位宣传与全民参与相结合，宣传更到位

1. 举办作品征集活动，形成全民参与良好氛围　健康陕西建设工作委员会办公室、陕西省卫生健康委联合举办了以"全民十四运，健康陕西在行动"为主题的标语口号和短视频作品征集活动，发动市民主动参与，群策群力，献计献策。活动收到来自全国 900 多家单位和个人的参赛作品共2 441 件。组委会通过严格评审，评选出获奖作品 78 件，其中标语口号类40 件、短视频类 38 件，并举办颁奖典礼，通过媒体报道，扩大了社会影响。以主题作品征集活动为契机，全省还积极组织开展无烟医疗卫生机构、无烟学校、无烟机关、无烟单位、无烟家庭建设等活动，积极营造全民控烟的良好氛围。

2. 调动各种宣传手段，形成全方位宣传格局　一是拍摄公益广告。组织拍摄控烟公益广告《无烟全运、健康全运》，生动讲述烟草危害，号召吸烟人群早日戒烟，充分利用比赛场馆、全运村及接待酒店的屏幕设施进行循环播放。二是制作宣传材料。以"无烟十四运"为主题，制作多种控烟宣传折页、海报、禁烟标识等，组织各市执委会、比赛场馆及接待单位利用宣传栏、咨询台、前台等区域进行展示使用。聚焦日常工作场所、酒店、餐饮、出租车等公共场所和重点行业，编印《全面无烟公共场所和工作场所创建指南》《全面无烟酒店和餐厅创建指南》《全面无烟出租车创建指南》，阐述烟草危害，宣传无烟环境建设的意义和标准，以及管理者和全体员工的责任义务等。各市区执委会和竞委会也结合当地实际，制作相关的控烟宣传材料，共同营造无烟全运、健康全运的良好氛围。三是推出科普文章。利用"陕西

百姓健康"七大健康教育系列栏目的新媒体平台、"陕西百姓健康"公众号，推出控烟科普文章15篇，总阅读量超过3万人次，丰富了无烟全运、健康全运的宣传途径。

（三）专家指导与部门督察相结合，落实更有力

1. 控烟专家高效找问题　建立控烟专家组，对第十四届全运会控烟工作进行现场督导，查找问题。督导发现，控烟工作面临的问题主要表现在控烟制度落实不够、控烟执法难、个别场馆室内有烟蒂、电子烟防范困难、控烟人员无法进入比赛封闭区域、接待酒店未规范设置室外吸烟区等方面。针对发现的问题，专家组提出切实可行的指导建议，规范了各场馆和接待酒店的控烟工作。

2. 执法人员强力促整改　发挥卫生监督、市场监管、交通运输等部门执法人员的监督作用，认真开展监督执法。对违规吸烟且不听劝阻的个人，以及不履行控烟责任的单位及法人，依法进行行政处罚，强力推动控烟工作落到实处。

四　成效

将控烟工作纳入全运会保障工作机制，与新冠疫情防控、医疗保障工作同时安排部署，压实属地、部门、单位、个人"四方"责任，将"无烟体育""无烟全运"理念融入赛事组织、场馆建设、志愿者管理、后勤保障、社会宣传等赛事筹备的各个环节，做到同步推进，实现"无烟全运、健康全运"的工作目标，使全面控烟成为第十四届全运会的一大亮点。

（陕西省健康教育中心　李颖林　赵红旗）

第二篇

无烟环境建设篇

烟草危害健康已经成为全世界的广泛共识，二手烟没有安全暴露水平，即使是短暂接触也会造成伤害。《公约》第 8 条指出，100% 的全面无烟室内环境是保护人们免受二手烟危害的有效措施。无烟环境建设是在公共场所和工作场所降低二手烟危害的有效手段，是保护公众身体健康的重要措施。

我国自 2007 年探索无烟环境建设以来，国家卫生健康委、中央文明办、教育部、全国妇联等部门充分发挥部门优势，以无烟党政机关、无烟医疗卫生机构、无烟学校、无烟家庭等无烟场所建设为重点，多措并举，通力协作，不断提高无烟环境建设力度。

2019 年，国务院印发《健康中国行动（2019—2030 年）》，对各项行动提出具体指标。其中，建成无烟党政机关是控烟行动的约束性指标，要求到 2022 年基本实现，并持续保持。国家聚焦建设目标，强化行动实施，针对无烟党政机关建设，通过"八驾马车"的措施制订建设指南、打造样板间、举办培训交流、使用评估工具、推广宣传材料、推行标准课件、开展综合调研和发布优秀案例，提前完成目标。全国各省市将无烟环境建设作为控烟行动的专项任务大力推进，涌现出一批好经验、好做法，助力推动无烟环境建设。

为进一步发挥典型案例的示范带动作用，我们在前期开展调研和案例征集遴选的基础上，在全国范围内选出无烟党政机关、无烟医疗卫生机构、无烟学校及无烟家庭建设等多个优秀案例。这些案例集中展现了各地推进无烟环境的工作成效，为其他省市推动各项任务落实落地提供了有益借鉴。

突出示范引领　首都无烟党政机关建设显成效

一　背景

　　无烟党政机关建设是营造无烟环境的重要内容。为突出党政机关在控烟工作中的带动及辐射作用，北京市着眼长远，早在 2015 年就将无烟党政机关与控烟示范单位创建工作紧密结合，并持续加强无烟党政机关建设。截至 2022 年 4 月底，在北京市控烟示范单位中，党政机关占比达到 66%，北京市无烟党政机关建成率达到 100%，提前实现了健康中国行动中"把各级党政机关建设成无烟机关"的任务目标。

二　主要做法

（一）政策引领无烟机关高标准建设

　　2015 年 6 月 1 日，《北京控烟条例》正式实施，法规规定公共场所、工作场所的室内区域以及公共交通工具内禁止吸烟，要求国家机关、企事业单位等将控烟工作纳入单位日常管理，并鼓励实施全面禁烟。为有效推进控烟工作，北京市持续发力，陆续出台多项政策措施，不断完善控烟顶层设计。《北京市人民政府关于进一步加强新时期爱国卫生工作的实施意见》《"健康北京 2030"规划纲要》《深入开展新时代爱国卫生运动三年行动方案》等，均将落实控烟法规、加强控烟工作作为重要任务。2020 年 3 月 30 日，健康北京行动推进委员会印发《健康北京行动（2020—2030 年）》，将党政机关全面落实《北京控烟条例》列入约束性指标，提出推进无烟环境建设，以无烟机关建设为重点，推进全市控烟示范单位建设。多项政策的实施为不断深化首都无烟环境建设、高质量推进无烟党政机关建设提供了有效保障。

（二）组织管理有力确保工作效果

　　北京市爱国卫生运动委员会办公室（简称"爱卫办"）为控烟示范单位

的领导机构，充分发挥爱国卫生运动的统筹协调作用。中央国家机关和中央直属机关爱卫办、北京西站、铁路、机场、天安门等地区以及16个区爱卫办为辖区（地区）控烟示范单位创建的组织管理者和推动者，强化属地政府、行业部门的控烟主体责任。强有力的组织管理体系推动北京市控烟示范单位建设工作稳步向前，在各区（地区）的协同努力下，2015年起至2022年4月底，分四批共推动2 185家单位完成控烟示范单位建设。特别是2019年，中央国家机关和中央直属机关爱卫办、北京市爱卫办联合下发《关于开展北京市第三批控烟示范单位创建活动的通知》，将在京中央和国家机关全部纳入控烟示范单位建设，推动75家中央和国家机关完成示范创建，极大地提升了北京市无烟党政机关建设工作的影响力。2021年，为实现《健康中国行动（2019—2030年）》中"到2022年建成无烟党政机关"的要求，北京市启动了"以区级及以下党政机关为重点"的第四批控烟示范单位创建活动，提出了"到2022年初，所有区级及以下党政机关全部达到控烟示范单位标准"的目标。通过创建控烟示范单位强化了各单位无烟环境建设，市区开展督导和评估进一步推动了创建。最终，1 089个区级及以下党政机关全部达标。至此，北京市无烟党政机关建成率达到100%。

（三）建立规范流程提高建设效率

基本的创建流程包括广泛动员、单位申报、统一培训、现场指导、创建实践、交流提升、技术评估等八个方面。动员工作由各区爱卫办发起，各乡镇政府、街道办事处负责具体推动。培训分为市、区两级培训，由市、区疾病预防控制中心作为技术支撑部门负责落实。在各单位实施创建实践的过程中，各区（地区）爱卫办和疾病预防控制中心的专业人员会给予现场指导，针对各单位遇到的问题提供有针对性的帮助。市级创建中期会组织召开经验交流会，各单位汇报自身情况，相互学习切磋，提升推进控烟工作的能力。技术评估包括区级初评和市级复核。市、区两级分别组建专家组，对各区（地区）创建单位进行现场评估。为提高各单位创建的精准性，要求其在开展创建前进行组织制度和环境等方面的自评，开展职工吸烟现况调查。通过评估和调查了解职工的吸烟情况、被动吸烟情况，以及参与无烟环境建设的意愿，使得各单位推进控烟工作有的放矢。

在上述创建流程中，规范性主要体现在以下三个方面。

1. 培训内容规范统一　针对示范单位工作需求，培训的内容从无烟场所建设的意义、北京市控烟工作要求、控烟示范单位创建技术要点、先进示范单位的控烟经验几个方面进行设置，兼顾传授指导理论与实践经验。

2. 不断规范创建标准　在创建之初，北京市根据本市实际情况制定了《北京市控烟示范单位标准》《北京市控烟示范单位考核评估标准》。2019 年，结合国家无烟场所及无烟机关建设的要求进行了调整。

3. 技术指导有标准　为解决各单位在创建过程中遇到的技术难点，北京市先后制定《北京市禁止吸烟标识制作标准与张贴规范》《室外吸烟区设置标准（试行）》，提供给各建设单位，便于统一认识，方便落实。

（四）"点—面—线"立体化宣传扩大影响

北京市控烟示范单位创建工作的重要目的之一就是充分发挥各创建单位的控烟示范带动作用，因而宣传是创建的核心任务之一。每个单位都是一个宣传中心，例如中国科学技术馆通过科普展厅、科普大篷车等广泛宣传控烟知识，国家林业和草原局借助行业内发行的《健康教育专刊》宣传推广无烟党政机关建设的经验。北京市各区（地区）则注重开展覆盖面广的宣传，积极利用世界无烟日等契机，加大对控烟及无烟党政机关建设的宣传。另外，北京市充分利用自身戒烟服务资源丰厚的优势，组织戒烟门诊医生走进控烟示范单位，开展戒烟知识巡讲及义诊活动。巡讲活动不仅为创建单位的广大职工提供了便利，更提升了各创建单位的参与感和使命感，将大家紧紧地联系在一起。

三　成效

自《北京控烟条例》正式施行以来，北京市分四批建成 2 185 家控烟示范单位，党政机关占比近 70%。无烟环境建设惠及职工 48 万人，90% 以上的单位在职工中开展了控烟宣传和培训，85% 以上的单位为职工提供了戒烟方面的帮助，总体戒烟人数超过 5 000 人。

在控烟示范单位，特别是无烟党政机关的创建过程中，北京市不仅推动规范化的建设和评估，同时也鼓励各单位结合自身特点，开展特色活动。各单位从组织制度、环境建设及戒烟帮助等多个方面进行了创新，取得很好的成效。北京市东城区住房和城市建设委员会不仅做好本单位控烟工作，还在其监管的 193 个工地、339 家备案房地产经纪机构和住房租赁企业内倡导推进无烟环境建设。海淀区残疾人联合会将控烟宣传引导与心理咨询辅导相结合，为有需求的吸烟者提供戒烟指导。北京市昌平区回龙观街道办事处建立控烟季度例会机制，各科室控烟监督员、城管执法队、有吸烟史的科室代表共同参与，为街道控烟工作建言献策。这些单位的创建经验入选了"2022年健康中国行动控烟行动优秀案例"，其先进做法为辖区、北京市，乃至全国的党政机关单位进一步做好控烟工作提供了借鉴。

四 体会

《北京控烟条例》第三条规定，北京市的控烟工作实行政府管理、单位负责、个人守法、社会监督的原则。单位是北京市控烟工作的责任主体，单位带头守法，不仅能营造无烟的工作环境，促进员工守法，减少二手烟危害，也能通过宣传吸烟危害和戒烟益处，鼓励和帮助吸烟的员工戒烟。各级各类党政机关率先垂范，为全社会做出表率是引领和带动全社会主动守法的关键。

北京市无烟党政机关全面建设工作已告一段落，维护和巩固创建成果，推广创建经验，引领全社会共同参与控烟是开展下一阶段控烟工作的目标。自2020年7月北京市控烟执法职权下沉至街道和乡镇政府后，北京市不仅加大了街乡自身控烟工作的力度，同时发挥其辐射作用，开启了"北京市控烟示范街区"建设工作。路漫漫其修远兮，北京市控烟工作一直在路上。

（北京市卫生健康委　崔良超
北京市疾病预防控制中心　刘秀荣　钱运梁）

机关先行　引领垂范
无烟上海　共建共享

 背景

　　上海是国内较早开展控烟工作的城市之一，1994 年制定了政府规章《上海市公共场所禁止吸烟暂行规定》。2005 年起在全市各级机关中开展"无烟机关"创建，积极倡导领导干部、公务员带头不在公共场所吸烟并鼓励戒烟，在此基础上，进一步引领推动室内禁烟和控烟立法。2010 年，《上海控烟条例》生效实施。2017 年，《上海控烟条例》修订施行后实现室内全面禁烟，上海市人民政府获世界卫生组织"世界无烟日奖"。2022 年，《上海控烟条例》再次修订，将电子烟纳入公共场所禁烟范围。无烟党政机关建设在《上海控烟条例》加持下持续有效开展，不断巩固深化，截至 2022 年第三季度，上海市无烟党政机关已 100% 完成建设任务，充分发挥了全社会无烟环境建设的示范引领作用。自 2010 年制定控烟地方性法规以来，上海市 15 岁以上人群吸烟率连续 11 年呈下降趋势，2021 年为 19.40%，提前达到"健康中国 2030"控烟任务目标，并逐步形成上海控烟宣传与监督执法的"六个一"特色管理模式，对标国际最高标准、最高水平，打造健康城市。

二　主要做法

（一）加强顶层设计，各级各类政策保障控烟工作稳步推进

　　2019 年 8 月，上海市人民政府印发《关于推进健康上海行动的实施意见》，上海市健康促进委员会配套印发《健康上海行动（2019—2030 年）》，作为全国首个省级健康行动方案，明确提出要发挥领导干部带头模范作用，开展无烟示范场所建设，积极推进全社会无烟环境建设。2020 年 3 月，上海市健康促进委员会印发《上海市健康促进委员会（上海市爱国卫生运动委员会）2020 年工作要点》，要求：确保 2020 年市级党政机关 100% 建成无烟单位，区级党政机关 30% 建成无烟单位。2020 年 5 月，上海市精神文明建设委员会印发《关于在上海精神文明建设工作中深入开展爱国卫生运动的工作方案》，要求开展包括控烟行动在内的"八大行动"，提出要发挥党政机关示范引领作用，开展无烟机关、无烟示范场所建设。2020年8月，上海市健促办、市精神文明建设委员会办公室、市卫生健康委、市机关事务管理局印发《关于加强无烟党政机关建设工作的通知》，进一步明确要求了无烟党政机关建设工作的要求、规范和标准。2022年世界无烟日来临之际，上海市卫生健康委官网公示了2020—2021年上海市无烟党政机关名单。

（二）做好组织协调，形成市区两级配合有效的工作机制

无烟党政机关建设工作由上海市健促办、市卫生健康委、市机关事务管理局、市精神文明建设委员会办公室形成联合推进协调机制，由上海市健康促进中心、市控制吸烟协会作为专业技术指导机构，组建市级专家组，区级层面同步配套区级联合推进协调机制、区级专业技术指导机构和专家组，完善市区两级工作机制，从管理协调和技术指导两个层面分工协作，同时加强全流程管理和推进，通过建设启动会、专题培训会、工作推进会、阶段总结交流会等形式有序推进，形成长效工作机制。

（三）强化专业技术支撑，形成可操作、实用性强的工具包

制订《上海市无烟党政机关建设实施方案》《上海市无烟党政机关典型样板建设实施方案》等配套方案及14份技术材料，为建设单位提供了便捷、实用、简易的技术工具包。在国家下发的建设指南、工具资料的基础上，制作完善8种适用于不同载体的工具包，并邀请上海市控烟大使参与宣传海报、展板和视频的拍摄。同时，各区进行无烟党政机关建设规范化培训和实地指导，实现市区两级专家组100%全覆盖。

（四）着力打造样板示范，形成可复制、可推广的模式

在全面推进各级各类党政机关开展建设的同时，着力打造20家无烟党政机关"样板间"。通过无烟党政机关典型样板建设，以基于国家标准、高于规定标准、凸显上海特色为要求，尤其是对来自各系统行业、各行政层级有代表性的20家样板建设单位从完善建设机制、无烟环境营造、创新技术应用、特色亮点提升、建设成效评估、区域示范引领等方面重点开展建设，并强化典型宣传和示范引领，带动所在辖区和系统行业的党政机关开展无烟

环境建设。同时，创新方式方法，如中国（上海）自贸区管理委员会陆家嘴管理局依托党建引领，将控烟情况纳入对部门、员工的年度关键绩效指标考核和评优"一票否决制"，打造"无烟金融城"。普陀区甘泉路街道办事处开发"幸福甘泉"小程序，鼓励机关干部通过小程序发现和报告控烟问题，并将控烟管理奖惩与控烟学习、志愿服务相结合。以上两家单位的建设经验入选全国优秀案例，上海市无烟党政机关建设的工作经验也在全国会议上进行了交流。

（五）注重媒体宣传，形成全社会监督控烟工作的良好氛围

充分发挥社会媒体的作用，加强对无烟党政机关建设工作的社会宣传和舆论监督，进一步形成全社会控烟的良好氛围。对无烟党政机关建设的启动、培训指导、验收评估、典型案例等全过程宣传，使大众对无烟党政机关建设的政策要求、烟草烟雾危害科普知识、戒烟服务资源信息等有了更深入的科学认知。对各党政机关的好做法、好经验及时进行总结和报道，挖掘示范典型，进行经验推广和交流，带动全市各级各类无烟党政机关建设工作全面、深入和持续开展。中国疾病预防控制中心对各地在 2020 年 6 月 24 日—9 月 23 日无烟党政机关建设媒体宣传进行监测并发布报告，其中上海市无烟党政机关建设工作表现亮眼，在无烟党政机关建设工作传播力榜单中位居首位。

（六）提供专业戒烟指导帮助，促成健康生活方式

在不断完善全市戒烟服务网络建设的同时，积极与无烟党政机关建设相衔接。2023 年全市共有 37 家通过规范化建设的戒烟门诊，可为烟民评估和制订个性化的戒烟方案；"12320"戒烟热线可提供贯穿戒烟全程的电话和短信指导；加入所在社区的健康自我管理小组，在家庭医生的指导下开展戒烟同伴教育；可通过"无烟上海"官方公众号订阅戒烟科普内容，进行烟瘾自测，通过网络社群帮助戒烟；还有中医针灸戒烟和心理干预、行为矫正等戒烟支持和资源，为有戒烟需求的机关公务人员提供专业、科学、有效、便捷的综合戒烟服务。

（七）不断完善监测暗访评估体系，巩固无烟环境建设成果

早在 2010 年《上海控烟条例》实施之际，政府机关已被纳入每年法定

禁烟场所控烟状况监测范畴，其无烟环境建设状况在 2011 年 3 月 1 日通过《上海市公共场所控烟状况》发布。自 2014 年起，每年对全市各级各类政府机关开展控烟暗访，对市、区政府集中办公点全覆盖，随机抽取全市 20% 的街道（镇）政府办公地开展暗访，通过对控烟状况打分"排名"、对发现问题通报"点名"，不断整改巩固，切实推进政府机关当好无烟环境建设的表率。

（八）控烟理念融入健康万策，形成可持续的长效机制

《上海控烟条例》要求"国家机关、事业单位及其工作人员应当遵守控烟有关规定，带头履行控制吸烟义务"。同时，将控烟工作与文明城区、卫生城镇、健康城市、健康促进县区、文明单位、健康促进单位等创评工作紧密结合，形成长效机制和常态化管理。《健康上海行动（2019—2030 年）》发布的首批"市级机关公务员健康促进行动"项目中，无烟党政机关建设也是重要内容之一，须充分发挥公务员，尤其是领导干部在健康促进行动中的引领示范作用。健康上海行动专项项目（2022—2024 年）中，"控烟示范管理建设及戒烟网络能力提升"重点专项也将党政机关纳入重点场所，将公务员作为重点人群。

三 亮点特色

在做好无烟党政机关建设的基本要求基础上，针对室外"游烟"造成的二手烟暴露较为突出的情况，控烟"疏堵结合"，开展室外吸烟点设置规范的标准制定和吸烟点示范建设，并开展室外不吸"游烟"的宣传倡导，进一步引导和规范室外吸烟行为，逐步形成吸烟前往室外吸烟点或远离人群处的行为习惯，降低二手烟对公众健康的危害。

一是在原有室外吸烟点设置的原则性内容基础上，进一步结合实际情况制定更加明确详细、更具操作性的规范标准，包括选址要求、设施要求、管理要求等；二是通过征集评比活动形成室外吸烟点标识及引导指示视觉系统，方便引导吸烟者前往室外吸烟点；三是在机关单位实地开展室外吸烟点示范建设，形成样板，侧重示范性场所的整体配套规划，形成引领辐射（图 2-1-1）；四是在建设的同时开展效果评估和征集意见反馈，不断巩固示范建设的成果。

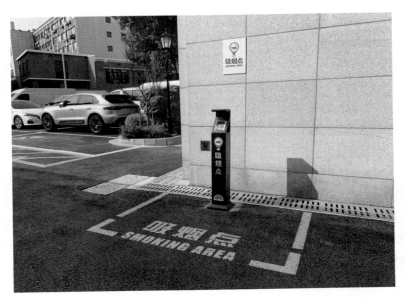

图 2-1-1　上海市长宁区市场监督管理局开展室外吸烟点规范化建设

通过在党政机关开展室外不吸"游烟"宣传倡导和室外吸烟点示范建设的试点，不断总结经验和推广，健康上海行动专项项目（2022—2024 年）已设立"室外吸烟点示范建设"专项，将在更多场景和场所开展规范化室外吸烟点的示范建设，进一步巩固夯实无烟环境建设成效，逐步形成"控烟行动三部曲"，即"室内全面禁烟，室外不吸'游烟'，室外吸烟看标识"，推动无烟城市建设进程，营造无烟健康环境。

四　成效

2022 年法定禁烟场所控烟状况监测调查显示，本市政府机关控烟状况保持良好稳定。"室内无吸烟室"场所比例达 100%；"无烟具"场所比例为 96.2%，较 2021 年（95.4%）上升 0.8 个百分点；"无烟蒂"场所比例为 97.7%，高于 2021 年的 96.9%。政府机关法定禁烟场所的违规吸烟发生率为 5.4%，远低于全市各类法定禁烟场所的违规吸烟发生率 12.3%。

全市各级机关控烟暗访结果显示，总体上室内违规吸烟场所的比例维持在较低水平。在市级机关集中办公点中，相较于 2021 年，2022 年发现有烟味的场所比例从 3.4% 下降至 2.7%，有吸烟者的场所比例从 0.2% 下降至 0，有烟具的场所比例从 2.2% 下降至 1.4%，有烟头的场所比例从 4.4% 上升至 5.8%；在区级机关集中办公点中，与 2021 年暗访结果相比，2022 年发现有烟味的场所比例从 0.7% 上升至 1.6%，有吸烟者的场所比例从 0.2% 下降至 0，有烟具的场所比例从 0.5% 下降至 0，有烟头的场所比例从 1.4% 下降至 1.0%；在各区街镇政府办公点中，对比 2021 年，2022 年发现有烟味的场所比例从 0.9% 上升至 1.7%，有吸烟者的场所比例从 0.3% 下降至 0，有烟具的场所比例从 0.2% 上升至 0.6%，有烟头的场所比例从 2.7% 下降至 2.6%。

截至 2022 年底，上海市无烟党政机关已 100% 完成建设任务，各区结合自身特色推出党政机关典型案例并持续推广，建设经验对其他类型无烟单位均有借鉴意义。通过每年常规对党政机关等重点场所单位开展控烟暗访和通报制度，持续巩固无烟党政机关建设成果，引领垂范，共建共享，营造全社会良好的无烟环境氛围，助力健康上海建设。

（上海市健康促进委员会办公室　黄智勇

上海市健康促进中心　贾晓娴　陈　德）

以科技赋能助力无烟党政机关建设

一 背景

为贯彻落实《国务院关于实施健康中国行动的意见》关于"把各级党政机关建设成无烟机关"的要求，深圳市于 2021 年启动了"无烟党政机关建设工作"。经过前期调研，初步预计约 1 000 个机关需要开展无烟党政机关建设。为提升工作效率，确保全市各级各类无烟党政机关建设规范化、标准化，结合深圳市政府推进数字政府和智慧城市建设，深圳市控烟办委托深圳市慢性病防治中心开发了"深圳市无烟党政机关建设管理信息系统"，通过科技手段赋能无烟党政机关建设，实现了无烟单位建设全流程网络化管理。

二 主要做法

（一）梳理工作流程，开发信息系统

深圳市慢性病防治中心组织专家，按照无烟党政机关建设工作内容和评审标准，结合本市实际情况，梳理并确定了预设单位名录、自主上传资料、自我评价申报、区级审核评估、市级抽查复核的工作流程，据此开发了"深圳市无烟党政机关建设管理信息系统"（图 2-2-1）。该系统除了无烟党政机关申报和评审功能外，还包括健康科普宣传、线上课程、自动统计分类汇总、随机抽样、文档存储下载、根据条件筛选导出、发送文件及通知等功能。

（二）制定建设指南，统一培训辅导

根据国家和广东省关于无烟党政机关的建设标准，深圳市控烟办和市慢性病防治中心设计、制订了"深圳市无烟党政机关建设工具包"，包括控烟工作指导性文件、无烟党政机关创建材料和健康教育宣传素材等，通过信息

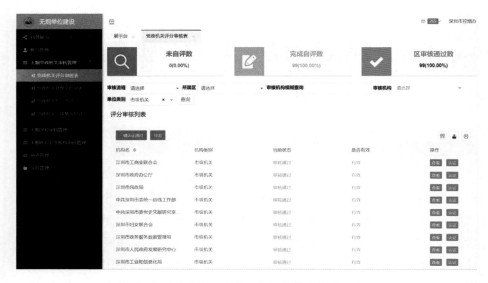

图 2-2-1　深圳市无烟单位建设管理信息系统界面

系统向全市党政机关单位共享。此外，市、区控烟办通过线上线下相结合的方式，分级举办培训班，对无烟党政机关建设要求和信息系统的使用进行了全员培训，确保无烟党政机关建设标准化和规范化。

（三）优化"一网统管"，提升工作效率

为进一步优化无烟党政机关建设流程，评审工作采取线上资料审核结合线下现场考察的方式进行。各机关单位按照评审标准整理好全部资料（含照片、文件通知、工作台账等佐证资料），通过信息系统上传，并按照评分标准，逐项完成线上自评打分。自评分在 80 分及以上者，可以提交申请区级审核，区级审核通过后，提交市级复核。自评分在 80 分以下者，须自查自纠，整改后再次完成自评并上传佐证材料。市、区控烟办通过线上基础资料审核、动态监测和线下定期抽查评估，可全面掌握无烟党政机关建设的实施进度、建设成效，及时了解各项指标完成情况。实现单位申报、区级评审、市级复核和监督评估等全流程网络化管理（图 2-2-2）。

（四）建立通报制度，确保工作进度

深圳市控烟办在重要工作节点统计汇总全市无烟党政机关建设情况，组织专家进行现场复核，及时总结典型案例，通过深圳市卫生健康委的相关网

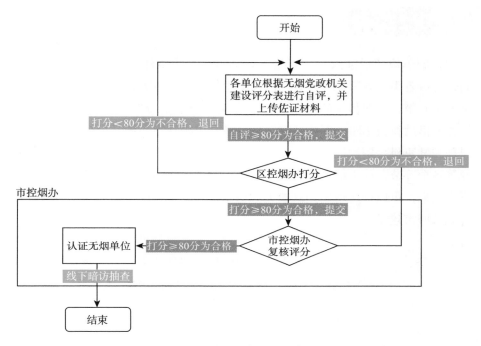

图 2-2-2　深圳市无烟党政机关建设流程图

络平台等媒体形式向社会发布无烟党政机关建设"红黑榜";同时,深圳市控烟办通过公文形式向全市党政机关通报,以多种方式督促各级各类党政机关按工作要求和进度安排完成无烟机关建设工作。

三 成效

　　"深圳市无烟党政机关建设管理信息系统"的开发和运用,有效提升了无烟党政机关创建的效率,线上线下相结合的应用场景也非常符合后疫情时代防控常态化的工作要求。在总结无烟党政机关建设经验的基础上,深圳市控烟办进一步拓展系统功能,开发了无烟医疗机构和无烟学校建设模块。截至 2022 年 9 月 30 日,在系统上注册并使用的各级各类党政机关、学校、医疗卫生机构等单位将近 5 000 家。2022 年 10—11 月,深圳市控烟办委托市控制吸烟协会在全市各区随机抽取 202 个党政机关,通过"不打招呼、暗访观察"的方式开展现场复核,达标单位为 201 个,合格率达 99.5%。

四 经验启示

无烟单位建设涉及组织管理、培训宣传、环境建设、日常督查等各方面，各级各类党政机关、学校和医疗卫生机构数量庞大，市、区控烟工作人员力量有限，按照传统的无烟单位建设和评审模式，难以保质保量完成建设任务。借助科技力量，开发信息系统，融合申报评审、统计分析、共享培训课程和健康科普资源等功能，不仅规范了各单位培训、宣传、建设和资料整理等各个环节，线上线下结合的审核模式也大大提高了市、区控烟办工作效率。未来，可以推广运用到其他无烟场所建设的工作中，助力深圳市持续推进无烟城市建设。

（广东省深圳市慢性病防治中心　熊静帆　卢文龙
广东省深圳市控烟工作联席会议办公室　王　岭　林丽珊）

抓机遇　重落实
云南扎实推进无烟党政机关建设

一　背景

　　云南是我国卷烟产销规模最大的省份，全省 80% 以上的县区种植烟叶，烟叶产量占全国 45% 左右，卷烟市场份额占全国 20% 左右。烟草产业目前仍是云南经济社会发展的重要支撑和财税收入的主要来源。与此同时，云南省吸烟率居高不下。长期以来，公众对吸烟和二手烟的危害认识不足，戒烟意愿淡薄。在这样的背景下，在云南开展控烟工作任重而道远。

　　2019 年，国务院印发《国务院关于实施健康中国行动的意见》，实施控烟行动。"到 2022 年把各级党政机关建设成无烟机关"是控烟行动的约束性指标。为贯彻落实好健康中国行动要求，2020 年以来，云南省卫生健康委（爱卫办）努力推进全省控烟工作，抓住全省开展爱国卫生"7 个专项行动"和所有县（市、区）力争达到国家卫生城市（县城）标准的机遇，持续加强无烟党政机关建设，达到了 2022 年度健康中国控烟行动无烟党政机关建设要求。

二　主要做法

（一）以落实健康中国行动为抓手，统筹推进无烟党政机关建设

　　2020 年，对标《健康中国行动（2019—2030 年）》中"控烟行动"的要求，云南省卫生健康委与有关部门经过多轮讨论，报送健康云南行动推进委员会，印发了《健康云南行动（2020—2030 年）》，制订云南省控烟行动方案，为云南控烟工作提供了重要依据和有力抓手。省级在制定对 16 个州（市）的健康云南行动考核指标时，2020—2022 年连续三年将"无烟党政机关建设"情况作为控烟行动的唯一指标，压实各地无烟党政机关建设责任。

（二）抓住开展爱国卫生"7个专项行动"机遇，深入推进无烟党政机关建设

2020年7月，云南省委、省政府主要领导部署开展爱国卫生"7个专项行动"，并提出2021年底全省所有县（市、区）达到国家卫生城市（县城）标准。各州、市、县、区高度重视，纷纷成立以主要领导为组长的爱国卫生专项行动工作推进领导小组，落实每一项任务和指标。

云南省卫生健康委（爱卫办）抓住机遇，将无烟党政机关建设工作纳入"健康文明生活方式全参与行动"（第7个行动），明确："全省党政机关全部建成无烟党政机关，巩固全省无烟医疗卫生机构、无烟学校创建成果；促进公共场所、工作场所全面禁烟，政府机关公职人员、医务工作者和教师带头不在公共场所吸烟，为全社会作出表率"。《云南省推进爱国卫生"7个专项行动"考核办法》确定2021年专项行动结束时，以县为单位"辖区内相关单位全部建成无烟党政机关、无烟医疗卫生机构、无烟学校"，以考核作为指挥棒，全面落实无烟党政机关建设任务。

（三）加强培训与指导，提升无烟党政机关建设能力

为促进各地各单位做好无烟党政机关建设工作，云南省爱卫办先后举办覆盖全省16个州（市）、129个县（市、区）爱卫办的无烟党政机关建设培训班2期，举办覆盖省级120家机关单位培训班1期。针对各地各单位创建工作中出现的问题，组织云南省人口和卫生健康宣传教育中心专家团队先后赴11个州（市）分门别类开展指导，为各地各单位建设无烟党政机关工作提供支持。

（四）打造典型样板，引领全省无烟党政机关建设

2020年，在大理白族自治州等7个州（市）共38个单位开展省级无烟党政机关示范点建设，以示范点作为样板，为其他单位建设提供参考。2020年10月，云南省爱卫办在大理市举办全省培训班，组织参观样板单位和学习交流，使各地各单位参训学员对如何抓好无烟党政机关创建有了新认识、新思路。2021—2022年度继续开展省级无烟党政机关示范点创建工作，共6个州（市）68家单位和48所学校参与。

（五）广泛宣传，营造无烟党政机关建设氛围

2020—2021年，云南省人口和卫生健康宣传教育中心开发制作了无烟

党政机关建设宣传材料 10 余种、传播物料 50 余万份免费发放各地各单位。在昆明城区 3 500 辆公交车投放无烟党政机关建设公益广告，在昆明地铁 1、2 号线"包车"开展"无烟环境创建"主题宣传，在网络平台投放控烟和无烟党政机关建设公益广告，覆盖全省 16 个州（市）和 129 个县（市、区）机关事业单位和人民团体等重点人群，累计曝光量达 1 320 万人次。各地各单位积极利用自媒体平台对无烟党政机关建设工作进行报道、广泛宣传，提高大众对无烟党政机关建设工作的认识，营造人人参与、人人支持的无烟党政机关建设氛围。

三　工作亮点

2020 年以来，无烟党政机关建设工作取得了一些成效，尤其是典型样板建设，有特色、有亮点，比如云南省高级人民法院推进无烟机关建设的"三个实"。

（一）突出各项保障实

印发《云南省高级人民法院无烟单位工作方案》，常务副院长带头实地研究论证吸烟区的设置，多次主持召开院务会部署全院控烟工作，院机关每年预算经费 15 余万元开展无烟单位建设与控烟工作。

（二）突出教育宣传实

注重"四拓展"，发挥宣传教育的辐射带动作用。向机关各部门支部拓展，依托"三会一课""主题党日活动"，开展形式多样的戒烟宣传，组织 31 个党支部开展烟草危害知识竞赛等活动，并对开展较好的支部和个人进行通报表彰。向教育培训拓展，在全省法院机关事务工作培训中增加控烟工作培训内容，邀请专家进行专题培训讲座，增强机关干警的控烟意识及参与意识。向诉讼群众拓展，在开庭纪律中增加"法庭禁止吸烟"等要求，在诉讼必经通道摆放控烟宣传展板，在诉讼服务中心、干警餐厅等人流量较大的场所，滚动播放控烟宣传标语和视频。向新媒体矩阵拓展，在法院局域网首页开辟控烟专栏，设置专门版面，在门户网站醒目位置滚动播放控烟标语，部门动态中定期发布"吸烟有害"等宣传内容。

（三）突出监督考核实

一是发挥考核"指挥棒"作用。将控烟工作纳入机关年度绩效考核中的"建设节约型机关、绿色机关"体系，并将考核结果在绩效奖金发放和干部提拔使用中予以运用。同时，在机关购买物业服务合同中将"无烟党政机关"的部分创建标准固化为服务承诺进行每月考评，真正让控烟工作成为机关的"硬指标"。二是注重发挥监督的"探头"作用。控烟领导小组办公室专门设立违规吸烟举报电话，由院督察局专人负责接听核实。成立联合检查组，每周开展2次定时或不定时的联合检查。同时，将院机关划分为不同的责任区域，机关服务中心17名干警按区域成为"楼长"，既监督所辖区域部门的控烟工作，又监督所辖区域部门控烟监督员的履职，对于日常监督中发现的问题上报联合检查组进行通报，不仅通报存在的问题，还通报相关部门负责人和部门控烟监督员，切实督促各部门负责人和控烟监督员履职尽责。

四 体会和建议

无烟党政机关建设容易，维持难。建立长效机制是重要和必要的。在推进实施过程中，爱卫办牵好头，专业机构做好支撑，统筹健康中国行动、卫生城市（县）创建、健康城市（县）创建、文明城市（县）创建、慢性病综合防控示范区创建等工作，按照无烟党政机关建设要求，以考核为指挥棒，以维护健康为宣传焦点，以建设无烟环境为文明引领，从单位自身建设、社会支持、公众监督等方面制订综合措施，能有效巩固和维持无烟党政机关建设成效。

（云南省人口和卫生健康宣传教育中心　陈　平　王　燕

云南银杏社会工作服务中心　穆晓茹）

做好"五篇"特色文章 打造无烟司法机关

　　老余是甘肃省金昌市中级人民法院（以下简称"金昌中院"）的一名普通干警，33 年工龄，35 年烟龄，自己也调侃说烟龄大于工龄，没想到现在居然成功戒烟了。在这之前，家人们三令五申要老余戒烟，但还是坚持不了几天就又吸上了。自开展无烟党政机关创建活动以来，金昌中院"一把手"以上率下，带头做到办公楼内决不吸烟，同时号召大家争做戒烟、控烟模范，倡议动员、健康咨询、宣传教育、约束机制一体推进，通过全院上下共同努力，控烟状况明显改善，金昌中院被评为市级无烟党政机关。

一 背景

　　金昌市地处河西走廊中段，缘矿兴企、因企设市，因盛产镍被誉为祖国的"镍都"，是全国文明城市、国家卫生城市、国家园林城市、全国质量魅力城市、全国双拥模范城市。金昌中院先后被评为国家级节约型机关、省级文明单位、市级无烟党政机关。2023 年 9 月，金昌中院共有干警 123 人，据统计，戒烟前吸烟人数 32 人，占比 26%，大多为从事审判执行一线工作的干警。

　　无烟党政机关建设是创建全国文明单位、打造全国文明城市、营造无烟环境的重要组成部分，更是法院树立公正司法、司法为民形象的具体行动，是保护广大干警职工和群众身心健康的现实需要。无烟党政机关建设工作开展以来，金昌中院对照对标《金昌市无烟党政机关标准和评分细则》，找准发力点、补上薄弱点、消除空白点，在全面对标、整体推进的基础上，全力巩固强项、主攻弱项、补齐短板，切实抓好每项测评指标、每个测评点的达标落实，确保无烟党政机关建设走深走实。

二 主要做法

（一）做好"引领"文章，强化领导推动

为进一步提高全院干部职工控烟意识，树立机关良好形象，推动公共场所禁烟工作全面开展，金昌中院党组把无烟党政机关建设作为精神文明建设和创建全国文明单位的重要内容，与业务工作同部署、同调度、同推进、同落实，统筹协调精致模范机关建设，结合法院审判执行工作特点，特别针对审判一线吸烟干警，做到戒烟工作项目化、项目清单化、清单责任化、责任具体化，形成事事有人管、件件有人抓的工作格局。党组班子成员充分发挥先锋模范作用，以上率下、身体力行、亲抓亲管，主动参与控烟、宣传控烟、带头推进各项工作落实，引导带动广大干警职工培养禁烟控烟、呵护健康的良好行为习惯。

（二）做好"机制"文章，提供制度支撑

成立以党组书记为组长、党组成员为副组长、各庭室负责人为成员的无烟党政机关建设领导小组。下设领导小组办公室，由领导小组办公室担负起牵头抓总、调度推进的责任，抓好统筹协调，强化沟通衔接，聚焦中心工作，逐一制订任务清单、进度清单、问题清单、责任清单，实施全周期的闭环式管理，分兵把口、节点对账，协同联动、密切衔接，形成交叉合力，始终保持压茬推进的工作劲头。加强顶层设计，突出系统安排，建立健全无烟党政机关建设工作机制，把控烟禁烟纳入机关工作计划，制订年度控烟工作计划，下发《无烟党政机关建设工作实施方案》和《控烟劝阻工作制度》，明确指导思想、工作目标、实施步骤、工作内容和工作要求，项目化、工程化、清单化推进落实，盯目标、盯进度、盯成效，确保活动开展有条不紊、扎实推进。制定《关心关爱干警十项举措》，定期组织完成科级及以下工作人员、退休老干部体检，开展健康体检咨询，为戒烟干警提供专业、科学、便捷的戒烟帮助和指导。

（三）做好"强基"文章，推动组织实施

建立《控烟考评巡查记录》《控烟考评奖惩记录》等工作台账，定期或不定期开展自查自评，对各部门责任落实情况开展督导检查，不断完善公共区域监控和烟雾报警设施，确保及时发现问题，及时跟进解决。充分发挥考

核"指挥棒"作用，把无烟党政机关建设与年终考核挂钩，强化考核结果运用，定期组织"回头看"，坚决纠正和制止违规吸烟行为。制定控烟工作考评奖惩标准，签订控烟禁烟承诺书，狠抓制度规定执行，坚持控烟禁烟制度规定面前人人平等、执行制度规定没有例外，强力推动无烟党政机关建设纵深开展。成立机关控烟禁烟巡查工作小组，全面开展摸底调查，认真组织填写调查表，详细掌握干警吸烟状况，有针对性地开展戒烟宣传教育、监督，按季度进行通报。设置控烟巡查员 3 名，开展日常巡查，及时制止违规吸烟行为，做好巡查记录登记。各部门共指定控烟监督员 15 名，监督本部门干部职工控烟情况，对外来办事人员和来访群众吸烟及时劝阻，确保实现办公区域全面禁烟。小顾是一名控烟监督员，他表示："劝阻工作具有长期性和人员复杂性的特点，机关内部并不难，难的是如何让当事人接受并表示理解。法院是窗口单位，直接面向群众，我的一言一行都可能影响单位在群众心中的形象，所以在劝阻的时候需要格外注意方式方法。"

（四）做好"宣传"文章，营造浓厚氛围

积极开展动员，向全院发出倡议，印发《无烟党政机关建设倡议书》，切实提高干警及群众对控烟的认识，号召机关全体干警争做义务宣传员和劝导员，拒绝烟草、从我做起、互相提醒、互相监督，引领健康向上的生活方式，形成良好的控烟氛围。多渠道多手段，从细处抓落实，以法院网络平台、电子显示屏等为载体，积极推进吸烟有害健康的宣传教育。着力打造无烟环境，科学设置禁烟标识牌，在院机关大楼入口处、立案信访大厅、审判法庭等重要部位设置禁烟提示牌，在办公室、会议室、电梯间、卫生间及各楼层楼道等区域设置禁烟标识，且不设烟灰缸等烟具，增强干警禁烟意识，倡导干警不吸烟、不劝烟，做到办公楼、审判法庭控烟全覆盖。积极利用世界无烟日、国际肺癌日等节日开展公益活动，以"包街包帮"、志愿服务进乡村社区为载体，广泛宣传控烟成效，积极发挥法院力量，引导社会各方力量参与无烟建设。

（五）做好"典型"文章，发挥榜样作用

重视控烟禁烟先进典型人物的挖掘和推介，开展先进标兵评选活动，为干部职工树立身边榜样，形成了"学身边榜样、建无烟机关、树文明新风"的浓厚氛围。以开展"三亮三比三争创"和"十强"红旗党支部、"十好"

党员先锋岗、"十优"示范党小组活动为载体，充分发挥党员同志的示范带头作用，组织各支部进行现场观摩学习交流，打造创建标杆，通过典型带动，提高创建质效，形成互相监督、相互学习、共同提高的生动局面。加强能力建设，开展无烟党政机关专题培训、健康知识讲座、戒烟交流会等活动，通过对正在吸烟谈危害、戒烟成功谈妙招、从不吸烟谈益处等不同人群进行针对性施策，提高控烟思想认识、控烟知识水平和无烟机关建设本领能力，帮助干警收获健康。截至 2023 年 9 月，机关吸烟人数由 2021 年 9 月的 32 人下降至 12 人，戒烟率达 62.5%，部分烟瘾较大干警吸烟量普遍减少，真正做到公共区域无人吸烟，办公室内严禁吸烟，公务接待完全无烟。

三 体会

做好无烟党建机关建设工作，责任重大，影响深远。金昌中院将继续贯彻落实无烟党政机关建设有关会议、文件精神，充分发挥党政机关和领导干部在控烟工作中的示范引领作用，进一步细化实化工作举措，以坐不住、等不起、慢不得的紧迫感和责任感比学赶超、争先创优，全力营造文明、和谐、健康的工作环境，为建设健康中国、健康金昌勠力同心，为人民群众的健康、幸福保驾护航。

（甘肃省金昌市中级人民法院　高少华　丁　雪）

十四年控烟"长跑"
迈出关键"三步"

一　背景

内江市市中区地处四川盆地东南部，沱江中下游，连接成渝经济圈，辖区人口 54 万。2018 年内江市市中区烟草流行状况调查显示，15 岁以上人群吸烟率高，二手烟暴露情况严重，公众对二手烟危害的认知不足，对低焦油卷烟和电子烟危害的认知仍然存在误区，对烟草危害的宣传教育和吸烟者戒烟干预服务亟待加强，控烟工作任重道远。《中国吸烟危害健康报告 2020》显示，中国吸烟人数超过 3 亿人，每年因吸烟相关疾病所致的死亡人数超过 100 万人，因二手烟暴露导致的死亡人数超过 10 万人。

内江市市中区人民医院自 2009 年开始创建无烟医院，到 2023 年已走过 14 年。从最基础的无烟环境改造到最新的无烟环境标准化布局，从最简单的健康讲解到每个科室戒烟督导员的劝解、引导，从单纯完成上级部门的任务到所有职工转变思想自觉参与，从部门单一管理到建立全院齐抓共管的控烟管理体系、服务体系、宣传体系，市中区人民医院完成了门诊、住院、社会人群的全覆盖，实现无烟、控烟各个层面的整体推进。

二　主要做法

（一）站在和谐医患关系的高度完善管理体系建设

内江市市中区人民医院在重视医疗业务发展的同时，始终把控烟工作作为改善就医环境、和谐医患关系、提升医疗质量和服务水平的一项重要举措，努力满足人民群众健康需求，构建全面的管理体系，注重制度建设、人员培训、监督考核工作。

1. 下好制度建设的先手棋　制度是管理最有效的手段，医院在控烟工作中形成了一套完善的制度。医院成立了无烟工作领导小组，院长任组长，下设办公室挂靠总务科，负责控烟工作管理及日常事务。将控烟工作纳入医院目标责任考核、医院发展规划、服务宗旨，建立了控烟巡查制度、考评奖惩制度、劝阻制度。同时设立控烟巡查员及监督员，科室主任和护士长为主要责任人。对全体员工进行定期体检，接受健康管理，把长期吸烟未能及时戒烟的职工列为重点监控对象，不定期进行检查。

2. 下好人员培训的关键棋　建立医院、职能科室、临床科室三级培训体系。医院培训主要针对中层及以上干部进行控烟知识讲解，重在提高认识，营造全院齐抓共管的氛围；职能科室培训主要是由医务科、护理部、总务科组织专家对医生、护士以及物业管理人员进行的培训，重在掌握控烟劝阻的技巧；科级培训是科室内部对患者及家属进行的培训，重在戒烟方法掌握和行为习惯养成。

3. 下好监督考核的核心棋　临床科室控烟工作纳入医院绩效考核，与控烟、科普、健康教育活动等分别实行月、季度、半年、年度考核。将公共场所吸烟、乱扔烟头等不良行为，纳入员工绩效考核。职能科室适时对全院开展督导检查，监督控烟环境维护，对做得好的科室及个人及时表扬；对做得差的科室或个人提出批评，予以警示教育；拒绝改正的科室或个人进行全院通报和罚款。通过严格的监督考核制度，确保控烟工作落到实处。

（二）站在提升健康素养的角度强化服务体系建设

医院将控烟工作贯穿诊疗全程，在院前、门诊、住院、出院各个诊疗环节，通过控烟知识传播和健康行为干预，不断创新服务模式，提升患者健康意识和自我保健能力，提高患者健康素养水平。

1. 以医务人员为突破强化戒烟门诊　巩固规范现有戒烟门诊成果，将戒烟门诊建设工作作为医院年终考核的加减分项目。将询问戒烟史纳入日常的门诊问诊中，强化医务人员主动宣传意识、积极进行正面引导，该项工作被纳入医务人员诊疗活动的质量考核。

2. 以住院患者为重点促进控烟干预　住院患者具有相对稳定、停留时间较长的特点。各临床科室针对患者特点进行健康评估，拟定针对性强的控烟计划，开展控烟讲座和床旁宣教，让患者真正参与其中。针对主管医师、健康教育护士、戒烟督导员实施教育计划，使其正确掌握控烟戒烟知识、方法、技巧，对长期吸烟、短暂吸烟的患者进行重点监控、及时引导，注重推广简短戒烟干预服务和烟草依赖疾病治疗。

3. 以出院患者随访为切入巩固控烟成果　患者出院后，通过出院科室电话回访、社区合作随访等方式，持续提供戒烟控烟教育，重点突出戒烟控烟成果，回访、随访成功率达到95%以上。从住院患者"入院—出院—出院后"全程给予戒烟指导和服务，带动住院患者主动参与，使医患关系更加和谐。在2019—2021连续3个年度国家医管中心住院患者满意度调查中，市中区人民医院在全市医疗机构中住院患者满意度排名第一。

（三）站在促进全民健康的维度提质宣传体系建设

无烟医院建设只是控烟工作的一个具体抓手，要形成全民控烟的良好格局，还需要走出医院，面向社会搭建多维度的宣传体系。

1. 利用健康主题日强化控烟的宣传力度　医院每年组织开展以落实法规和创建无烟环境为重点的控烟宣传；特别是利用世界无烟日、世界心脏日、世界肾脏日、国际肺癌日等卫生健康主题日开展烟草、电子烟危害及控烟知识宣传，组织开展控烟知识"进机关、进学校、进社区、进乡镇"等推广活动，宣传普及烟草、二手烟、三手烟的危害，使更多吸烟者了解，并在戒烟过程中获得帮助。

2. 扩大志愿者队伍，发挥控烟工作的监督效能　鼓励志愿者服务，提出"每个人都是控烟监督员""每个人都是控烟践行者"的口号，全院职工纷纷加入志愿者队伍，通过各种形式参与控烟工作或为控烟工作提供支持。截至2022年底，志愿者队伍达到690人。不断壮大的志愿者队伍，也从另一个角度说明了医院巩固无烟医院建设的信心和决心。

3. 关注重点对象，增强人群的戒烟意识　由于辖区居民居住分散，仅靠院内患者进行健康教育远远不够。为减少常见的慢性病，如糖尿病、高血压、高脂血症等疾病的发生，医院面向社会搭建了立体化全覆盖健康促进传播平台，借助报刊、电视台、电台、各类互联网媒体以及室外健康宣教栏进行戒烟、控烟知识宣传，同时针对重点人群发放宣传资料、开展戒烟讲座和咨询，通过不同途径、不同载体全面渗透控烟理念，达到所在辖区教育人群全覆盖。

三　成效

创建无烟医院14年，市中区人民医院在控烟这条路上积累了宝贵经验和成熟技术。在2018—2022年间，对出院患者电话回访、随访108 816人次，每年重点监控吸烟患者 30 人，年龄在 15～70 岁，重点进行戒烟知识的答疑解惑、持续传播和戒烟控烟行为的习惯培养。通过 5 年的努力，150 人中成功戒烟 49 人，戒烟成功率达 32.67%，且未再复吸。自 2009 年医院出台全面无烟政策，为职工营造无烟工作环境，为吸烟职工戒烟提供必要的帮助，职工吸烟人数已经由 2009 年的 76 人下降为 17 人，成功戒烟 59 人，其中职能科室工作人员 25 人、医生 21 人、物管工人 13 人，戒烟成功率达 77.63%，均未再复吸。

市中区人民医院总体吸烟率的持续下降，离不开控烟理念的自我完善，控烟环境建设的持续向好。作为无烟医院，控烟工作得到了区卫生健康局、区爱卫办及广大群众的大力支持，通过全院职工的共同努力，无烟医院工作取得较好成绩。2015 年，医院评为四川省无吸烟单位；2020 年，获得市级健康促进医院荣誉，其中控烟工作获得好评。

四 体会

控烟工作任重道远，须"以人为本"定目标，这需要我们基于现实基础进行考量。有道是"打江山易，守江山难"，继续巩固无烟医院成果，需要强化控烟专业支撑，一是加强控烟监测和指导，逐步增强医院专业力量，成立控烟行动专家组，并提供必要的经费保障；二是利用"互联网＋医疗"探索建立监测评估系统，制订监测方案，强化组织实施与技术指导；三是加强科学控烟业务培训，加大无烟医院标准、戒烟门诊建设、控烟干预方法等业务培训力度，提高健康信息传播和行为干预能力，全面提高控烟工作能力和效果。

（四川省内江市市中区人民医院　姚　林）

筑美无烟校园　呵护祖国未来

 背景

　　青少年是祖国的未来，禁烟、控烟就是保护青少年，就是创造未来。科学引导青少年树牢"每个人都是自己健康的第一责任人"意识，筑牢"拒吸第一支烟"的社会环境，不让青少年成为烟民，不让他们在烟雾中成长，学校是关键。为了全面营造校园无烟环境，促使更多学校进入"无烟学校"行列、更多学生加入控烟队伍，江西省南昌市卫生健康委联合南昌市教育局通过精心打造示范点，以点带面深入推进全市无烟学校创建工作。

二　主要做法

　　无烟学校是什么？怎样创？很多学校都不甚了解，无从下手。为解决这一难题，南昌市采取打造"样板间"的方式，精心挑选南昌市实验中学作为无烟学校先行示范点进行建设。

　　南昌市实验中学是一所实验型全日制完全中学，校园文化浓厚，环境干净整洁，师生结构合理，是南昌市比较具有代表性的学校之一。在南昌市卫生健康促进中心和市教育评估和技术推广中心的专业指导下，南昌市实验中学先后开展了规章制度建立、无烟环境建设、控烟宣传教育和控烟巡查督导等工作，成功打造成为市级无烟学校样板。

（一）建章立制促创建

　　强化控烟工作组织领导，成立了以校长为组长的控烟领导小组，选派行政管理工作经验丰富的老师专职从事无烟学校建设工作，将创建工作列入学校重点工作计划，明确时间表、路线图，落实经费保障。建立师生联动的全面控烟机制，将履行控烟职责纳入教职工考核和评价体系，把学生吸烟行为作为学生日常行为规范管理的重要内容。设立年级控烟督导巡查员，及时劝说提醒教职工、家属和来访者不得在学校内吸烟，进一步保证校园全面控烟工作的坚定执行，确保控烟干预力度。

（二）宣传引导造氛围

充分利用各种载体、各种方式开展控烟宣传教育。一是广泛张贴禁烟标识，借助横幅、宣传展板、黑板画、LED电子屏宣传控烟知识，营造浓厚的宣传氛围；二是将吸烟、二手烟及电子烟危害等控烟相关知识纳入学生健康教育课程，甚至渗透到历史、物理、英语等主要课程，通过健康教学增强学生控烟意识；三是组织开展以控烟为主题的班会、知识竞赛、学生晨会、集体签名等活动，在学生心中种下"无烟"的种子；四是通过媒体进行宣传，江西省广播电视台六套直播了该校承办的第34个世界无烟日"承诺戒烟共享无烟环境"——健康进校园公益健康科普活动，取得了较好的社会宣传效果。

（三）创新思路抓落实

为使校园控烟工作广覆盖、出实效，该校积极探索将控烟融入"家校联动""扫黄打非·护苗""绿化、净化、美化"等其他校园活动。例如，借助家校联动"小手拉大手，大手牵小手"活动，通过发放创建无烟学校倡议书、致家长的一封信，以及师、生、家长恳谈会等形式，引导学生主动劝导家长戒烟，带动身边亲人积极参与控烟。"家长是孩子最好的老师，为了家人和自己的健康，我立马戒烟"，高一（1）班熊同学的家长在恳谈会上当着孩子的面做出郑重承诺。开展"家校联动"控烟活动后，学校周边的烟头明显少了很多。

三 成效

南昌市实验中学示范点的成功打造，为全市无烟学校建设摸索出一套可复制的经验做法。南昌市卫生健康委和市教育局通过印发《关于全面推进无烟学校建设工作的通知》，举办全市无烟学校建设培训班，在南昌市实验学校组织开展现场观摩学习等方式，以点带面，辐射带动全市全面开展无烟学校创建。

第35个世界无烟日活动期间，组织全市各级各类学校观看全国爱卫办举办的世界无烟日宣传活动和省级科普专家控烟知识讲座，参与全市"烟草威胁环境，无烟健康生活"线上有奖知识答题活动和"无烟人生更有爱，健康生活向未来"青少年控烟主题优秀作品征集活动。经过省级专家评审，全市共有 26 份手抄报、5 份视频、7 份文字类作品进入优秀案例和特色案例网络评选。除此之外，各学校继续开拓思路，结合各自实际多举措多形式开展控烟工作，南昌市第八中学的学生代表参加江西六套《健康素养　你我同行》第 35 个世界无烟日特别节目，与省级健康科普专家一起学习"烟草威胁环境"主题知识；南昌市徐坊学校开展主题班会、"拒吸第一支烟"主题签名活动；南昌市第一专科学校通过广播开展主题晨会活动；罗亭镇中心幼儿园开展班级宣教、寻找禁烟标志、画禁烟标志和教职工签名承诺活动；等等。

截至 2022 年底，全市共建成无烟学校 982 所，其中市属无烟学校 78 所，各县区无烟学校 904 所，基本实现了各级各类学校全面建成无烟学校的目标。

四　体会和建议

学校控烟是一项长期而艰巨的任务。随着南昌市无烟学校创建的全面铺开，学校控烟有了良好开端，但控烟工作永远在路上，如何持续保持学校控烟常态长效，我们认为应该从以下几方面努力。

（一）建立考核机制，实行动态管理

无烟学校建设不设终身制，南昌市卫生健康委和市教育局将不定期开展复核或暗访，并接受社会评价和监督，建立群众举报、媒体监督、随机抽查机制，对已命名的无烟学校实施动态管理。对做得好的无烟学校总结经验并进行推广，对被群众举报并核实、被媒体曝光，以及被随机抽查出现反弹达不到无烟学校标准的，将取缔其无烟学校荣誉称号并进行通报。

（二）加强控烟宣传，培育无烟文化

无烟学校建设目的是培育无烟的校园文化，让吸烟者自觉控制吸烟行为，逐渐改变吸烟习惯。学校要进一步加强校园内的控烟宣传教育，通过海报、广播、讲座、宣传栏、条幅、展板等各种途径让师生加深对吸烟及二手烟的危害认知，形成控烟舆论氛围。同时充分利用校园文化建设中的积极力

量和有利因素，深入开展控烟相关的校园文化活动。

（三）强化日常巡查，巩固建设成果

已命名的无烟学校要继续注重日常巡查和自我管理，加强对吸烟现象的管控，持续巩固无烟学校建设成果。

青少年控烟工作人心所向，但任重道远。我们应该用今天的努力去成就明天的希望，还孩子们清新的空气和蓝天，让他们去编织美好的生活，创造祖国辉煌的未来。

（江西省南昌市卫生健康促进中心　尹宇文

江西省信息科技学校　王　怡）

建设无烟高校　青春健康同行

一 背景

为深入贯彻落实健康中国行动控烟行动，推进健康怀化建设，保障青年学生身体健康，怀化学院根据国家、省、市有关工作部署，结合本校实际情况，多措并举、齐抓共管，全力打造无烟办公楼、无烟教学楼、无烟宿舍楼、无烟图书馆、无烟食堂五类禁烟区，由点及面，筑起全校控烟健康防线。

二 主要做法

（一）全力织牢控烟联防联控网

成立怀化学院控烟专项行动领导小组，由分管校领导任领导小组组长，各二级学院院长为领导小组成员，领导小组下设办公室，挂靠在校综合办公室，具体负责全校控烟行动的牵头、组织、实施、协调、资料汇总等相关工作。各二级学院也建立相应控烟领导体系和工作机制。校综合办公室、教务处等机关职能部门人员组成联合督导组，每周随机对校内各二级学院、各机关职能办公室、各类公共场所等进行督导检查。抽烟行为或迹象一经发现，从严从重处理。定期通报检查督导情况，对屡禁不止的二级学院、部门或师生个人采取约谈、通报、处分等方式进行处罚，确保全校上下高度重视控烟工作。将控烟工作成效纳入各二级学院、各机关职能部门的年度考核评比内容，并作为评优评先重要参考。控烟工作出现重大纰漏实行"一票否决制"，该部门在当年度不能被评选或推荐为各级各类优秀先进。进一步强化校志愿者服务部职能，新增控烟监管、巡查职责，明确每个志愿者为控烟禁烟宣传员、监督员、巡查员。每栋办公楼、教学楼、宿舍楼、图书馆、食堂明确楼层控烟劝导员、督导员。形成高位部署、责任明晰、层层落实的联防联控工作机制，织牢校园控烟联防联控网。

（二）全心培育学生健康新风尚

深入开展爱国卫生运动，通过开展形式多样、丰富多彩的爱国卫生日、卫生周和卫生月活动，引导形成文明健康、绿色环保生活方式。倡导健康理念，大力宣传、普及"戒烟、禁毒、限酒"等健康知识，帮助大家树立"每个人是自己健康的第一责任人"理念。开展吸烟有害健康警示教育。

每年在世界无烟日通过图文并茂的宣传展板（图2-3-1）、生动形象的警示教育小视频、健康教育专家的控烟禁烟讲座、禁毒控烟主题班会等形式，劝诫青年学生吸烟有害健康、影响环境。吸烟伤害自己，更伤害身边的人，活动旨在希望大家能够了解尼古丁对身体的坏处，共创无烟校园。目前，一些新型毒品具有很强的隐蔽性，有的掺杂在烟草制品里，更需要我们警惕和学会鉴别。

（三）全面打造校园无烟环境

在全校教职工办公室、教学楼、实验室、图书馆、会议室、宿舍出入

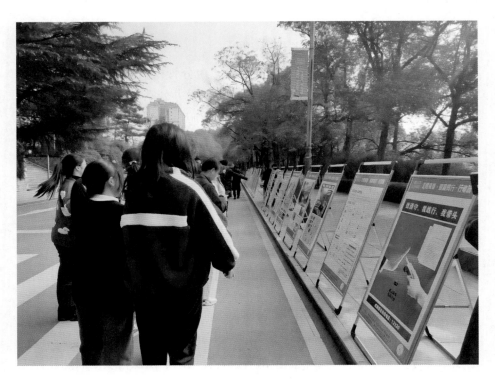

图 2-3-1　校内老师和学生们驻足观看

口、食堂等公共场所醒目位置设置"吸烟有害健康""禁止吸烟"标识，全面打造无烟环境。丰富宣传载体，充分利用党支部活动、主题班会、健康教育课、广播、电子屏、黑板报等形式或平台，进行健康知识教育和控烟宣传，全校教职工、学生的健康知识水平和控烟知识知晓率进一步提高，主动自觉维护无烟环境。

制定学校无烟管理规定和奖惩制度，禁止学校教职工和学生在校内进行抽烟，违反控烟规定的行为和学校教职工（学生）与所在部门（班级）评优挂钩。

三　成效

（一）"五类场所"未见吸烟现象

定期组织专人对全校公共场所的禁烟控烟标识、吸烟区建设、禁烟控烟宣传栏等内容进行全方位的摸排自查，2022年上半年维护更新禁烟控烟标识108处，增设标识204处，时刻提醒全校师生远离烟草危害。截至2022年底，通过志愿者不定期督导和校级联合督导组定期检查，全校办公楼、教学楼、宿舍楼、图书馆、食堂等禁烟区暂未发现抽烟现象，全校控烟禁烟工作取得良好成效。

（二）校园崇尚健康生活蔚然成风

通过逐步推进健康生活方式进校园，全校师生的健康意识得到了全面强化，控烟健康知识知晓率逐步上升，健康素养显著提高。全校教职工和青年学生树立了正确的健康观，注重规律作息、强化体育锻炼、防止网络沉迷、远离烟草危害、关注心理健康，推进健康生活方式行动卓有成效。

四　体会建议

一是校园控烟禁烟重点是攻心。意识的改变才能带来行为的改变，要让健康科学文明生活的理念扎根青年学生内心，关心关注自身健康，变被动戒烟为主动戒烟，变好奇吸烟为主动抵制烟草制品、远离烟草危害。

二是校园控烟禁烟关键是联防联控。面对较为自由开放的大学、思想活跃的青年，控烟禁烟可以限定非吸烟区和吸烟区，织牢校园控烟联防联控网。怀化学院将办公楼、教学楼、宿舍楼、图书馆、食堂设定为吸烟禁区，约束了学生的吸烟行为，减少了烟草对学生的危害，有利于推进健康中国、健康湖南建设。

（湖南省怀化市怀化学院　李　敏
湖南省怀化市卫生健康委　黄烈春　杨晶惠）

深圳创新"家—校—卫"联动无烟家庭创建模式

一　背景

家庭是每个人的日常生活场所，也是守护每个人身心健康的第一道坚固防线。《健康中国行动（2019—2030年）》中"控烟行动"提出创建无烟家庭，劝导家庭成员不吸烟或主动戒烟，教育未成年人不吸烟，让家人免受二手烟危害。

2020年11月，国家卫生健康委、全国妇联、中国计生协联合印发《关于倡导无烟家庭建设的通知》（国卫规划函〔2020〕438号），提出了深入推进无烟家庭建设、广泛发动群众积极参与、全面营造无烟家庭氛围、巩固无烟家庭建设成效的工作要求。深圳市控烟办高度重视，组织专家进行专题研究。目前，深圳市已经出台全面无烟地方性法规，室内公共场所、室内工作场所、公共交通工具内以及部分室外区域全面禁烟，且执行效果良好，保护了公众免受二手烟危害。如果广泛开展无烟家庭建设，将弥补目前无烟地方性法规没有覆盖到家庭的缺陷，更好地保护妇女儿童健康，同时可以提升吸烟者的戒烟意愿。以往组织开展倡导性活动容易变成"一过性"群众活动，缺乏统一的标准和专业技术支持，不能保证无烟家庭建设的效果。为解决这些问题，探索建立推进无烟家庭建设长效机制，深圳市慢性病防治中心结合"家庭—学校—医疗卫生机构"联动模式，以学校学生为对象，组织各区慢性病防治机构，联合学校家委会，培训校医和健康家委，组织开展学校和社区宣传倡导活动，招募学生家庭开展创建活动。

二　主要做法

（一）设立健康家委，建立"家—校—卫"联动无烟家庭建设长效机制

借助深圳较为完善的家委会工作网络，在每个班级家委会设立1~2名

75

健康家委，各班级健康家委组建年级健康家委会，年级健康家委会再推选代表，组建成立学校健康家委会。区卫生健康和教育部门指导成立区级健康家委会，逐步构建"市—区—学校—年级—班级"的健康家委工作网络。同时，为了补充学校健康教育讲师的不足，在家长、老师和社区健康服务机构遴选人员建立健康讲师工作队伍。健康家委和健康讲师遴选条件如下。

1. 健康家委

（1）本人申请，择优录用。

（2）热心公益，品德优良，重视个人及家庭成员的健康。

（3）积极主动参与学生健康教育工作，能保证工作时间。

（4）具有较强的组织协调能力和主动学习的能力。

（5）有医学或教育相关背景优先。

2. 健康讲师

（1）本人申请，择优录用。

（2）热心公益，品德优良，重视个人及家庭成员的健康。

（3）积极主动参与学生健康教育工作，能保证工作时间。

（4）具有较强的语言表达能力和主动学习的能力。

（5）具有医疗卫生专业技术资格或者具有健康教育教师、心理咨询师、注册营养师（技师）、体育教师、心理教师、家庭教育指导师等资格。

深圳市慢性病防治中心组织专家，开发了健康家委和健康讲师培训课程，健康家委和健康讲师通过卫生健康知识和健康教育活动策划技能培训后，协助校医组织开展学生和家长的健康教育活动。

无烟家庭建设工作通过健康家委工作网络开展动员（图2-4-1），由学校健康家委会主动提出申请，区级慢性病防治机构择优确定试点学校，由卫生机构提供技术支持，学校搭建活动平台，家庭践行健康技能，充分发挥学生和家长的积极性和主动性，改变了以往健康教育活动入校难的被动局面，确保无烟家庭建设落在实处。

（二）制定无烟家庭建设标准，规范无烟家庭建设活动

深圳市控烟办和市慢性病防治中心制定了无烟家庭建设10条标准，具体内容包括：

1. 签署"无烟家庭"承诺书，并悬挂在家中醒目位置。

2. 家庭范围内，所有室内区域禁止任何人任何时间吸烟。

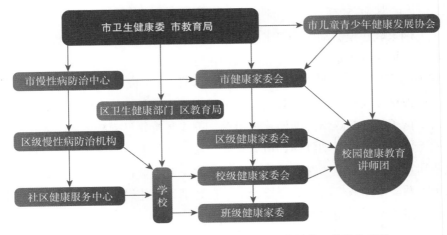

图 2-4-1　"家—校—卫"联动学生健康教育模式工作协作网络

3．家庭私家车内不允许吸烟，并张贴明显禁烟标识。

4．门口及家中醒目的位置张贴"无烟家庭"标识。

5．家庭成员知晓吸烟、二手烟危害和深圳市控烟规定。

6．家庭成员积极参与学校或社区组织的控烟活动。

7．家庭吸烟者积极戒烟，并记录戒烟日记。

8．指定孩子作为家庭控烟监督员，记录无烟家庭日记。

9．维持家庭全面无烟状态 3 个月及以上。

10．家庭成员不敬烟、不劝烟，礼尚往来不送烟。

根据标准设计开发参与式、互动式的无烟家庭建设工具包——"家庭控烟妙妙包"，包括烟草危害科普绘本《烟，请离我家远点》、家庭无烟状况记录本《戒烟打卡日历》、无烟家庭承诺书、无烟家庭公告牌等系列宣传品，以及戒烟英雄荣誉证书、控烟小卫士徽章、表情印章等系列文创作品。参与无烟家庭建设活动的学生家庭，按照要求全体家庭成员学习读本知识，共同签署无烟家庭承诺书，张贴无烟家庭公告牌，指定孩子作为家庭控烟监督员，每天记录无烟家庭日记，吸烟的家庭成员制订戒烟计划，通过自助戒烟手册和孩子的监督帮助戒烟。工具包的使用，一方面确保无烟家庭创建活动的科学性和规范性，另一方面也增加了孩子和家长的互动趣味性，有助于建立更加亲密的亲子关系，并成为每个家庭宣传烟草危害和动员亲友参与无烟家庭建设的教具。

（三）建立家庭监督机制，有效增进亲子互动

无烟家庭建设活动明确要求孩子作为家庭控烟监督员，每日监督家长不吸烟和维护家庭无烟环境，并完成无烟家庭日记的记录。记录形式充分考虑到孩子的喜好，可以使用表情印章，也可以用文字或者绘画的方式进行记录。这种充分发挥孩子的主观能动性进行主导、家长支持和配合的活动方式激发了孩子的参与热情。即使家长出差，都能坚持每日视频监督。不少孩子还把无烟家庭建设活动延伸到祖辈家庭，通过视频电话等方式，督促吸烟的祖辈和其他长辈戒烟，在有效督促家长持续保持戒烟状态的同时，也增进了亲子关系。不少戒烟成功的家长表示，在无烟家庭建设活动中，体会到了比以往更多的亲子互动和家庭温暖。

（四）"互联网+"协同学校监督，强化正向激励

部分学校健康家委充分利用社交媒体的优势，通过网络平台、组建打卡圈、建立家长联系群等方式进行全过程管理。活动开始的第一个月，每日提醒孩子和家长完成打卡，同时选择优秀打卡记录截图并在群里公开表扬，正向激励。随着活动的持续进行，频次逐步调整到每周。定期公布优秀家庭、发布控烟知识、邀请戒烟成功的家长分享戒烟心得体会等形式丰富内容多样的交流打卡活动，提高了参与家庭的积极性，也给正在戒烟的家长极大的精神支持和鼓励。

（五）纳入学校重要工作，提升孩子和家长荣誉感

学校把无烟家庭建设活动作为推进健康校园建设的特色项目，校领导参与活动策划，并在升旗仪式上举行无烟家庭建设活动启动仪式。建设活动结束后，根据各参与家庭建设成效进行表彰，由校长向戒烟成功家庭颁发荣誉证书，并邀请孩子和家长分享无烟家庭建设的动人故事。隆重的颁奖仪式，让孩子和家长一起分享共同努力获得的荣誉和喜悦，感受到学校对孩子健康的重视，对全校师生、家长也是一种积极的动员，为持续开展无烟家庭建设活动营造了良好的氛围。

三 成效

1. "家—校—卫"联动无烟家庭建设广泛覆盖。2021年全市10个区均

组织开展无烟家庭建设活动，共计建设 2 533 个无烟家庭，家庭吸烟者吸烟量明显下降，戒烟率达到 19.36%。家长纷纷表示，在无烟家庭建设过程中，不仅成功戒烟或者减少了吸烟量，而且增进了家庭人员之间的关爱互助，获得了孩子更多的尊重和喜爱。学校也在无烟家庭建设活动中，体会到了家校协同育人在培养健康行为习惯、建设健康家庭方面，同样具有巨大的能量。

2. "家—校—卫"联动建设无烟家庭入选 2021 年健康中国行动控烟行动典型案例和 2022 年健康广东行动推进典型案例，在健康中国行动控烟行动进展交流会上进行交流，并在《健康中国观察》"家庭健康　时代新风"专刊上刊登。

3. "家—校—卫"联动学生健康教育模式。充分动员最具有主动性的学生家长作为健康教育的主力，弥补了学生健康教育师资的不足，构建"班级—校级—区级—市级"四级健康家委成员网络，覆盖面广、运行效率高。通过持续不断培训健康家委和健康讲师，为全社会培养出一支不断扩大的健康教育宣传员队伍，有助于推动政府、学校、家庭和社会协同的学生健康教育体系和长效机制建设。2021 年，深圳市卫生健康委和深圳市教育局联合印发《深圳市家—校—卫联动学生健康教育工作实施方案的通知》，要求全市推广，并将学生常见病防控融入其中，在 2025 年实现全市中小学校全覆盖。

（广东省深圳市慢性病防治中心　熊静帆　卢文龙

广东省深圳市控烟工作联席会议办公室　王　岭　林丽珊）

第三篇

戒烟服务篇

烟草使用会增加心血管疾病、呼吸道疾病、恶性肿瘤和其他危害健康情况的风险，导致全身多系统疾病的发生。戒烟干预具有很高的成本健康效益，是降低烟草使用相关疾病和死亡最直接和快速的方法，应采用综合的控烟措施预防人们开始吸烟，并帮助更多人戒烟。

　　由于烟草制品中尼古丁的高度成瘾性，烟草使用可导致成瘾，称为烟草依赖。烟草依赖是一种慢性病，专业的戒烟干预能显著提高戒烟成功率。在医疗机构中开设戒烟门诊，医务人员通过行为干预和药物治疗对前来就诊的吸烟者进行干预，并开展多次随访，是目前公认针对个体的最有效的戒烟干预。国家基本公共卫生服务项目（原中央补助地方项目）要求各省每年选择不少于3家医疗机构提供戒烟服务，截至2022年底，项目已在全国支持了几百家戒烟门诊的创建。各级疾病预防控制和健康教育部门为戒烟门诊建设提供技术支持，在推进各地戒烟门诊建设和提供戒烟干预服务工作中积累了宝贵的经验。

　　除专业戒烟门诊提供的密集、高强度的个体干预服务外，简短戒烟干预也是非常有效的群体戒烟干预措施。在医疗机构中广泛开展简短戒烟干预，医务人员在日常诊疗过程中常规询问患者吸烟情况并劝其戒烟，能显著提高吸烟者戒烟意愿，促使更多的人戒烟成功，产生显著的群体水平影响，带来巨大的社会效应。

　　烟草依赖作为一种慢性病，需要长期、反复地干预和管理。近年来，我国开始社区戒烟模式探索，通过整合利用各种社会资源，由全国各级疾病预防控制和健康教育部门人员、医疗机构人员、社区工作人员、志愿者等建立社区戒烟网络，通过无烟环境建设、大众化健康教育、提供戒烟服务、推介到专业戒烟门诊等控烟活动，对吸烟者开展多维度干预，以期达到降低人群吸烟率的目标。

　　本篇选取部分戒烟门诊创建、简短戒烟干预和社区戒烟干预的优秀案例，期望为各地提供参考。

迎难而上　云南多措并举推进戒烟门诊建设

 背景

云南省位于我国西南边陲，是我国乃至世界有名的烟草种植、生产、加工、销售和消费大省。2020 年，中国成人烟草流行监测结果显示，云南省15 岁以上人群吸烟率为 33.96%，是全国吸烟率最高的省份。居高不下的吸烟率严重影响云南人民健康。根据统计数据，云南省烟草相关主要疾病（肺癌、心脏病、慢性阻塞性肺疾病和脑血管疾病等）所导致的死亡人数占总死亡人数的 70.5%。

为吸烟者提供有效的戒烟服务是世界卫生组织 MPOWER（monitor：监测烟草使用和预防政策；protect：保护人们免受烟草烟雾危害；offer：提供戒烟帮助；warn：警示烟草危害；enforce：禁止烟草广告、促销和赞助；raise：提高烟草税和烟草制品价格）六大控烟策略之一，也是遏制慢性病发生发展和促进居民健康生活的有效措施。提供戒烟服务，减少吸烟者数量，对于保障云南人民健康具有重要意义。早在 2009 年，云南省就开启了戒烟门诊试点创建的探索之路；然而，由于各级认识不足、资金缺乏等多重原因，创建工作并不顺利。直至 2014 年，在中央补助地方健康素养促进行动项目的支持和中国疾病预防控制中心控烟办公室的指导下，创建工作日趋系统和规范，云南省戒烟门诊试点建设逐步走上正轨，建设工作也取得了一些成效。

二　主要做法

根据中央补助地方健康素养促进行动项目要求，结合云南省实际情况，云南省戒烟门诊建设与烟草危害干预工作同部署、同推进。主要做法如下。

（一）广征集，严筛选，择优建设戒烟门诊

每年度新项目点确定前，云南省人口和卫生健康宣传教育中心（以下简称"云南省健康宣教中心")向全省县级及以上公立医院发出通知，明确戒烟门诊试点医院的条件及工作内容，广泛征集有意愿建设戒烟门诊试点的医院。各医院结合自身情况自愿提交申请，云南省健康宣教中心根据申请医院基本情况进行评估和筛选。筛选条件包括但不限于"相关医师是否通过统一的戒烟医师资格培训并且考核合格""医院是否具有开诊的硬件设施设备""是否有医院领导的支持"等。根据以上条件及当前全省16个州（市）戒烟门诊分布等因素，择优选出当年的建设试点单位。

（二）重协调，多支持，保障试点顺利开诊

为保障试点医院建设戒烟门诊的积极性和主动性，每年度新增的试点医院确定后，云南省健康宣教中心组织团队开展启动、协调、培训工作，从三个方面推动医院的戒烟门诊建设。

1. 建立戒烟门诊建设协调机制　邀请所在地卫生健康委（局）、疾病预防控制中心（健康教育所）、医院的领导及有关科室负责人参加试点医院戒烟门诊建设启动协调会，取得各方的认可和支持，为戒烟门诊的建设营造支持性环境。

2. 对所在医疗机构开展全院职工培训　培训内容包括烟草危害健康知识、简短戒烟干预技术、院内转诊制度实施等，让全院知晓医院开设戒烟门诊，日常做好转诊转介工作，为戒烟门诊导入戒烟者。

3. 开展试点医院戒烟门诊专项指导　指导内容包括戒烟门诊开诊的硬件、人员的准备、规章制度的建立、戒烟门诊的宣传等。

（三）抓巩固，强督促，提升门诊建设成效

戒烟门诊开诊不易，维持也难，发展就更难。近年来，云南省健康宣教中心围绕巩固戒烟门诊建设成果、提高戒烟门诊服务质量开展工作。

一是每年组织全省戒烟门诊医师培训班1～2期，通过交流学习，提高戒烟门诊医师的诊疗能力；二是支持已建成的戒烟门诊开展院内培训和戒烟门诊宣传活动，扩大培训和宣传范围；三是为试点医院提供针对内科、外科、妇产科、儿科等不同科室宣传烟草危害健康的宣传画和易拉宝，以及对戒烟者和普通患者发放的烟草危害宣传环保袋、折页、小册子等，支持戒烟门诊开展烟草危害宣传和戒烟门诊推介工作；四是借助国家戒烟门诊管理平台，每个月定期通报各医院戒烟门诊量情况（2022年以前），督促落后

门诊进一步推进工作，并通过明察暗访，做好沟通指导，帮助门诊及时解决存在的问题；五是充分利用"云南省戒烟门诊工作"网络平台，分享戒烟知识及戒烟培训信息，同时鼓励试点医院通过平台开展经验交流，共同进步。

（四）多形式，扩宣传，提升戒烟门诊知晓度

戒烟门诊要维持与发展，除本身能力建设外，另一个重要的方面就是戒烟服务需求的开发，即就诊量的保障。除了戒烟门诊所在医院其他科室做好院内转诊外，还要不断吸引有戒烟意愿的人员认识戒烟门诊、走进戒烟门诊。云南省健康宣教中心不断加大力度推介全省规范化建设的戒烟门诊。

1. 结合省级健康巡讲项目推介戒烟门诊 2021—2022 年，云南省健康宣教中心共计开展烟草危害健康巡讲 128 场次，每场巡讲均加入戒烟门诊试点开诊信息，宣讲覆盖 11 个州（市）的公务员、教师、学生等重点人群约 2.5 万人次。

2. 典型经验宣传推广 在全省推进无烟党政机关建设过程中，将部分州（市）的优秀举措（如在吸烟区宣传戒烟门诊信息等）作为典型经验，在全省各地推广。

3. 制作戒烟门诊推介公益广告 在昆明城区 4 000 余辆公交车投放戒烟门诊推介公益广告。2021 年 9 月 1 日—11 月 30 日，2022 年 12 月 27 日—2023 年 1 月 25 日，每天 48 次交替滚动播出有全省戒烟门诊信息的宣传视频，每日受众高达 130 万人次。

4. 广泛宣传全省戒烟门诊信息 通过"云南控烟 YN""健康滇行动"等网络平台进行宣传推广。2021 年 11 月投放控烟公益广告（含全省戒烟门诊信息），覆盖全省 16 个州（市）和 129 个县（市、区）机关事业单位和人民团体，累计曝光量达 1 320 万人次。

5. 打造明星戒烟医生 通过多种渠道讲述戒烟医生故事，帮助公众了解戒烟流程、戒烟方法等。

三　成效

（一）戒烟门诊试点全省 16 个州（市）全覆盖

2014—2022 年，云南省在每个州（市）有计划地打造 1～2 家试点医

院，并鼓励各试点医院以自身经验扶持和带动县级医院自行开展戒烟门诊建设。截至 2022 年 12 月，全省共有戒烟门诊试点医院 33 家，实现了全省 16 个州（市）戒烟门诊试点全覆盖。

（二）全省戒烟门诊试点稳步发展

云南省健康宣教中心协助试点医院建立并完善首诊询问吸烟史制度和转诊制度，将戒烟门诊转诊工作纳入科室考评、个人绩效考评等，部分戒烟门诊将询问吸烟史及简短戒烟干预纳入病例必填项，简短戒烟干预工作在就诊过程中得到有效落实，制度的落实促进了戒烟门诊就诊量的有效提升。同时，云南省健康宣教中心在日常管理中加强与各试点医院的沟通、协调和督促。2022 年，各戒烟门诊至少完成 100 例戒烟患者干预，部分戒烟门诊超额完成任务，全省 33 家戒烟门诊就诊量为 4 842 例。2014—2022 年合计就诊量达 19 193 例。

四 体会

（一）新老结合，以老带新，为戒烟门诊建设营造专业支持氛围

戒烟门诊服务是临床领域较新的业务，专业认同感是支持戒烟门诊医师开展工作的重要动力来源之一。戒烟门诊目前基本不盈利，专业认同、价值认同以及伙伴支持是戒烟门诊医师坚持做好此项工作基本动力。在戒烟门诊的建设和发展中，专业领路人、带头人显得尤为重要，优秀的戒烟门诊专家团队是全省试点建设的重要资源。

（二）省级推进戒烟门诊试点建设单位为戒烟门诊发展提供政策或制度支持

与其他门诊相比，戒烟门诊的开诊常常存在以下困难：一是吸烟者对吸烟是慢性成瘾性疾病的认识不足，大部分吸烟者并不知道自己需要到医院接受戒烟治疗；二是大部分吸烟者对戒烟门诊知晓度不足，不知道自己可以到医院寻求戒烟帮助；三是激励机制不足，因为不盈利，医院领导对戒烟门诊的重视不足，戒烟门诊医生多是自己凭着满腔的热情开展相关工作，影响了戒烟门诊的稳定性与延续性。

　　因此，戒烟门诊的建设需要各级管理部门和建设单位做好沟通、协调、支持工作，为戒烟门诊的创建搭建平台并调动资源，促进戒烟门诊的持续和发展。

（云南省人口和卫生健康宣传教育中心　陈　平　张寒蕾

云南银杏社会工作服务中心　罗欣萍）

一键转诊创新戒烟服务模式

 背景

　　在我国，90.1% 的吸烟者未获得有效的戒烟帮助，持续戒烟率一直维持在较低水平（2010 年戒烟率为 16.9%，2015 年戒烟率为 18.7%，2018 年戒烟率为 20.1%），急需开发更加适于推广的戒烟干预措施，促进吸烟者获得有效的戒烟服务。简短戒烟干预是一种可广泛推广的有效戒烟干预措施，我国出台多项政策，要求医疗机构应提供简短戒烟干预服务。上述政策实施后，我国吸烟者中接受医生戒烟建议的比例从 2010 年的 33.9% 上升至 2018 年的 46.4%，但与发达国家（80% 以上）相比，仍存在较大差距。长期以来，时间和戒烟干预技能的缺乏是导致医务人员较少提供简短戒烟干预的主要原因之一。对此，发达国家开始尝试使用医疗信息系统来辅助临床医务人员向就诊者提供简短戒烟干预。

　　简短戒烟干预可以更加有针对性地指导和鼓励吸烟患者踏入戒烟历程的第一步，但是仅向吸烟患者提供简短戒烟干预是远远不够的，想进一步提高戒烟成功率，还需要抓住简短戒烟干预带来的契机，向吸烟患者提供更加强化的戒烟干预。近年来，国内外医疗机构开始逐步推行 2A+R（ask, advise and refer；询问、建议和转诊）简短戒烟干预模式，即医生在给予吸烟者基本的戒烟建议后，再向其推荐专业的戒烟服务（包括戒烟门诊和戒烟热线）进行强化戒烟干预。

　　在我国，传统戒烟服务（戒烟门诊和戒烟热线）的资金支持一向较为缺乏，戒烟诊疗体系的建设发展举步维艰，大多数地区都面临着"转诊无门"的窘境。为此，首都医科大学附属北京朝阳医院（简称"北京朝阳医院"）探索构建一个适用于大范围人群的、易推广、好获得、轻负担的新型一键转诊戒烟工作模式，将临床简短戒烟干预工作步骤整合其中，临床医生通过该模式实现就诊者戒烟诊疗需求的高效能转介，促进吸烟者更好地获得和使用戒烟服务。

二　主要做法

（一）研发并应用基于门诊处方传送系统的简短戒烟干预模块

借鉴欧美发达国家将戒烟干预整合到医疗信息系统辅助医生提供简短戒烟干预的模式，2009 年，北京朝阳医院在国内研发并应用基于门诊处方传送系统的简短戒烟干预模块。该模块可提醒医生询问并记录患者的吸烟状态，并为吸烟者自动打印一张戒烟处方，向吸烟者提供更多戒烟相关信息。

（二）优化干预模块，促进吸烟患者获得专业戒烟服务

2016 年北京朝阳医院对上述简短戒烟干预模块进行了优化，在干预模块中增加"一键转诊"至该院戒烟门诊的功能。基于优化后的模块，该医院提出基于医疗信息系统的简短戒烟干预模式，包括以下五步。

1. 当患者就诊结束时，电子处方传送系统会自动弹出"戒烟干预"模块，提醒医生询问患者的吸烟状态（ask）。

2. 建议吸烟患者戒烟（advise）。

3. 评估吸烟患者的戒烟意愿及是否需要戒烟帮助（assess）。

4. 对于希望得到戒烟帮助的患者，医生可为患者预约当日戒烟门诊，实现一键转诊（refer）。

5. 系统会自动为吸烟患者打印一张"戒烟处方"（print）。

预约了戒烟门诊的患者可以直接在挂号处取号，前往戒烟门诊就诊；而未预约戒烟门诊的患者可以先查看"戒烟处方"上的信息，之后如想就诊可参照处方上的信息进行电话咨询或预约就诊。

本次模块优化还对自动打印的戒烟处方内容进行了更新，将以往的"口头建议戒烟"变为"正规医嘱"，增强了患者对医生戒烟建议的重视程度。此外，鉴于目前人们更习惯通过互联网获取健康等资讯，在处方中增加二维码，患者扫描二维码可获得更多专业戒烟资讯。

（三）开发综合线上戒烟服务，对接干预模块转诊

2021 年，北京朝阳医院开发了可辅助吸烟者进行戒烟行为自助干预和管理的戒烟小程序，建立了可提供实时戒烟咨询与智能戒烟干预的戒烟微信群，通过戒烟处方二维码与简短戒烟干预模块进行连接，为门诊简短戒烟干预模式的转诊增加了更多选择和有益补充。

三 成效

基于医疗信息系统的简短戒烟干预模块运行 10 余年来，共打印戒烟处方 2 万余张，成为促进和辅助临床医生开展简短戒烟干预的有力工具。对曾就诊的门诊吸烟患者进行电话回访发现，接受基于该模块的戒烟干预能够有效促进吸烟者尝试戒烟。

"一键转诊"功能应用后，再配合《北京控烟条例》的实施和戒烟门诊诊疗模式规范化，北京朝阳医院戒烟门诊就诊量较前一年大幅度增加（2015 年门诊量 766 人次，2016 年门诊量 1 405 人次），有效促进了更多吸烟者接受戒烟门诊的专业戒烟治疗。截至 2023 年 9 月，戒烟公众号关注量已累计达 2 万余人，有效促进了专业戒烟信息的传播；戒烟小程序平台注册用户达 1.4 万多人，建立智能戒烟群 4 个，累计服务 2 千余人，有效地促进了吸烟者使用戒烟服务。

四 体会

基于门诊电子处方传送系统的简短戒烟干预模式创新性实现了系统自动提醒医生进行简短戒烟干预，电子化记录患者的吸烟状态，为每位吸烟者提供无纸化戒烟自助材料（戒烟处方），并可一键转诊至戒烟门诊或线上戒烟服务，有效地解决了临床医生提供戒烟服务的"两缺"问题和我国戒烟服务的"供需矛盾"。该模式有助于健全我国临床戒烟服务体系，促进我国医疗机构和医务人员简短戒烟干预率的提升，更为吸烟患者获得强化的戒烟干预提供了有效的方式和可能的途径。

未来，北京朝阳医院将继续创新戒烟服务技术与模式，不断提升戒烟服务质量，打造国内一流的戒烟服务品牌，接续北京朝阳医院控烟传统，谱写中国控烟新篇章。

（首都医科大学附属北京朝阳医院　褚水莲　梁立荣）

戒烟干预医者先行　能力提升势在必行

 背景

（一）健康中国行动对控烟工作提出要求

烟草消费和烟草烟雾接触对人体健康、社会、经济、环境等造成的负担和破坏性后果日益凸显，积极开展戒烟工作对促进我国居民健康具有重要意义。为更好地履行《公约》，世界卫生组织推出了 6 项最有效的控烟措施 MPOWER，其中就包括"提供戒烟帮助"这项内容。党中央、国务院高度重视控烟工作，在《健康中国行动（2019—2030 年）》控烟行动中，明确提出了"全面推进控烟履约，加大控烟力度"的决策。上海市积极响应国家决策，于 2019 年 8 月出台了《健康上海行动（2019—2030 年）》控烟行动，提出"到 2022 年和 2030 年，成人吸烟率分别下降到 20% 及以下和 18% 及以下，二手烟暴露率分别下降到 45% 以下和 36% 以下"的目标，同时也进一步明确了建立和完善戒烟服务体系的工作要求。2020 年，上海市卫生健康委在《关于加强本市医疗卫生机构健康教育与健康促进工作的指导意见》中，也明确提出了"建立健全首诊询问吸烟史制度，开展规范化简短戒烟干预"等工作要求。控烟行动关系人民健康，控烟工作任重道远，提升专业人员戒烟服务能力已是重任所需，势在必行。

（二）吸烟者对专业性戒烟服务需求迫切

烟草依赖是一种成瘾性疾病。一旦成瘾，吸烟者凭借自身毅力维持一年戒烟状态的成功率仅为 3%～5%。《中国临床戒烟指南（2015 版）》也指出，吸烟者须获得专业的医学戒烟治疗，才能达到较高的戒烟成功率。随着我国控烟工作的不断深入以及公众对烟草危害认识的逐步提高，越来越多的吸烟者走上了戒烟之路。我国现有吸烟者超过 3 亿，其中有 16.1% 的吸烟者表示会在未来 12 个月内戒烟。有研究表明，60% 的吸烟者愿意接受医生的戒烟建议。以上情况都提示我们，我国的吸烟者有着庞大的专业性戒烟服务需求。

（三）医师队伍戒烟服务能力亟待提升

医生是医疗卫生专业技术人员，在戒烟方面展示出的权威性和说服力远胜于其他群体。在与吸烟的患者发生接触和开展诊疗的同时，医生能对其吸烟行为给予关注并开展专业性戒烟指导，以促进其行为发生实质性改变。一方面是庞大的专业性戒烟服务需求，另一方面是具备专业性戒烟知识与技能的医师资源匮乏，戒烟指导的实践并不乐观。从事戒烟服务的医生大多停留在鼓励患者戒烟这一步骤，专业戒烟知识与技能的欠缺使得戒烟工作无法深入，戒烟门诊门可罗雀。为改善此种情况，也为了向更多有意向开设戒烟门诊的医疗机构提供专业指导，戒烟服务规范化实训呼之欲出。戒烟服务规范化实训不仅能向戒烟门诊医生提供标准化、规范化培训，还能有效地鼓励其他科室和专业的医务人员参与其中，有利于医疗机构戒烟服务能力的整体性提升，为戒烟干预服务群众打好基础。

二 主要做法

（一）强强联手整合资源，高质量建设实训基地

1. 专业化场所设立　上海市于 2018 年起筹建的戒烟服务规范化实训基地，为规范化培训的开展提供了专业化场所。实训基地旨在通过规范化培训，提升专业人员戒烟服务能力，进而为广大吸烟者提供更加规范、专业的戒烟干预指导。

2. 组建高素质师资队伍　戒烟服务规范化实训基地自筹备阶段起，便与全市各界控烟领域相关单位、团体展开了密切的交流合作，来自卫生健康行政部门、临床和公共卫生机构、精神卫生机构、中医医疗机构、高校科研院所、社会团体、学术机构等的权威专家共同组建了一支高素质的师资队伍。

3. 确定培训招募方案　实训基地多次召开专家研讨会，集思广益，确定培训招募方案，制订培训课程和指标体系，全面保障课程内容及授课方法的高质量、标准化、规范化。经研讨确定，实训基地的主要培训对象为多学科专业技术人员，包括从事戒烟门诊、呼吸、妇产、妇幼保健、全科医学等工作的人员，重点培养或计划培养综合性医院戒烟门诊的负责医生、致力于戒烟服务的专业人员，以及基层戒烟培训的核心师资人员等。

4. 规范化培训课程设置　不同于以理论为主的培训，实训基地规范化

培训课程的设置分为理论讲解和案例分析两部分，在讲授核心理论知识的基础上，更加侧重于实践应用，强化了对案例的分析解读。培训的主要课程涵盖国内外控烟进展、戒烟新指南、烟草烟雾危害和常见误区、烟草依赖的诊断和戒烟药物使用及注意事项、戒烟心理干预、简短戒烟干预及应用、中医戒烟实践与探索、戒烟科普实践、戒烟热线介绍等方面。

（二）广泛调研，量身定制实训体系

实训基地秉持以人为本、以需求为导向的理念开展构建。实训基地通过前期调研，充分了解到了不同地区、不同专业背景的工作人员对培训的具体需求，为有针对性地进行课程设置提供了科学依据。

调研结果显示：能力现状方面，被调查对象目前戒烟技能掌握情况并不理想，对戒烟知识技能非常了解的比例很低，以往戒烟干预相关培训参与率也较低（8.5%）；参与意愿方面，被调查对象未来 3 年内从事戒烟服务的意愿较高（大于 50%），戒烟服务培训参加意愿也较高（89.50%）；培训形式方面，被调查对象反馈最受欢迎的是"专家集中理论授课"，其次是"线上网络课程"和"现场参观和实践指导"。上述调研结果均提示实训基地建设确有必要。

实训基地结合学员需求，开发制作了一整套标准化培训课件，展示方式为 PPT 和视频形式。实训基地十分注重实践能力传授，5 位核心专家亲自上阵，选择 5 个典型的戒烟门诊真实案例制作成视频课程，在培训过程中开展理论联系实践的互动讨论，强化培养学员运用理论知识指导实践工作的能力。

为强化实践操作能力培养，实训基地设置了戒烟门诊观摩环节，门诊观摩学习包括软硬件设置、工作流程、操作规范、经验体会等诸多方面；实训基地还建立了学员群，便于相互之间开展交流学习。沉浸式的学习、良好的交流平台，为学员提供了与领先的戒烟门诊开展面对面学习交流的机会，学习效果也得到了相应提升。

（三）重视培训质量评估，与时俱进全方位打磨教学

实训基地重视培训质量反馈工作，包括对每项课程内容体系的评估、培训前后知识掌握情况，以及对培训的综合评价。每次培训后，授课教师会根据反馈结果展开积极探讨，逐条归纳学员对每一个知识点的评分和建议，对下一步授课中的关键知识点加以调整，以适应学员需求。同时，授课教师还

对部分课程进行了整合优化，对课程的展现形式、授课方法等认真揣摩，各抒己见，精心打磨教学细节。反馈评估贯穿于整个培训过程，旨在不断完善培训内容，改进培训方法，以取得更好的培训效果。

为更好地满足学员需求，方便异地学员参加培训，实训基地于2020年首次开展了线上线下同步培训，当期线上参加人数达到了1万余人。2021年，实训基地进一步开发了线上培训平台，制作了10个精品PPT课程和视频培训课程，并同步编写了规范化培训配套教材。

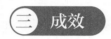 成效

（一）辐射区域，面向全国

实训基地于2018年起开始筹建，2019年举办了第一期戒烟服务规范化培训，至2022年底，已完成7期线上或线下培训。截至2022年11月，实训基地累计培训线下学员635人。同时，线上参与培训学员也达到1.25万人，覆盖全国22个地区。

来自实训基地的评估结果显示，学员对课程的总体满意度较高，第一次与最近一次培训的满意度分别为81.54%和98.29%，均值为87.42%，总体呈上升趋势；培训总评分均值为9.30分（满分10分），向同事或同行推荐此课程的可能性评分均值为9.28分（满分10分）；培训前后相关知识技能掌握情况明显提升，平均值由45.29%提高到82.08%；通过课程学习对自身戒烟服务观念和行动有积极影响的比例平均为85.71%。

实训基地立足上海，辐射长三角，面向全国，每年举办相关培训1～2次。经过多年的积累打磨，实训基地形成了核心师资稳定、培训内容专业、线上平台与线下培训联动的戒烟服务标准化、规范化培训体系。同时，实训基地积极联合上海市控烟工作标杆门诊，为广大学员提供观摩现场，丰富了学员的学习内容，拓展了学员的实践途径。

积土成山，积水成渊。实训基地始终致力于为更多的医务人员提供专业化培训机会，稳步提升控烟工作人员的戒烟干预能力。

（二）渗透基层，扩大影响

实训基地在实践中深入探索分级分类培训体系建设，努力做到精准匹配，最大化地满足不同专业背景人员的实际需求。

有研究表明，如果每一位医务人员对每一位患者都能进行吸烟史方面的询问，每年的累计询问人数可覆盖吸烟者总数的80%。通过社区卫生服务中心和家庭医生开展戒烟干预具有明显优势，便于将控烟工作与基层医疗服务、健康管理、健康随访等有机结合，可广泛覆盖社区居民，投入产出较好。基于此，实训基地依托"十月怀胎·爸爸戒烟"孕产家庭戒烟干预活动，将长宁、徐汇、金山等3个试点区社区卫生服务中心的妇幼保健和全科医生纳入培训对象。今后，培训计划将逐步覆盖全市所有社区卫生服务中心，以期进一步提升基层医疗机构的戒烟服务能力，打通基层医疗机构向综合医院、专科医院等的转诊路径。

四 体会

控烟工作是一场持久战。长期以来，上海市积极推进一体化戒烟服务网络平台建设，努力提供便捷、科学、有效的综合戒烟服务，以满足不同戒烟人群的需求。

开展戒烟服务规范化培训、落实戒烟干预工作不能仅凭医院、社区、公共卫生机构的一己之力，还需要强有力的政策支持，需要依托多部门、发动全社会。实训基地还将深入了解各部门的现实需求及收益考量，并将这些情况提前规划到实训基地的实际建设中。在组织开展培训的过程中，实训基地要合理安排分工，提高合作单位的积极性，保障合作内容的稳定性与持久性，以促进基地长远发展，实现多方共赢。

医务工作者是戒烟服务的主力军，帮助吸烟者尽早戒烟是医务工作者的责任与使命，是对"预防为主"的卫生健康工作方针的贯彻落实。戒烟干预需要所有医务人员的共同参与，多领域医务人员的共同参与也使戒烟服务规范化培训的实际作用更加显著。培训对象不应局限于综合性医院呼吸科和戒烟门诊医生，还包括其他科室医生和社区全科医生等群体。后者由于从事专业与戒烟并非直接相关，往往参与度不高，但是在控烟实践中，他们的参与也十分重要，甚至能带来意想不到的效果。

实训基地结合继续教育学习需求，灵活开展控烟方面的继续教育学分项目，大大提高了医务工作者的积极性与参与度。此外，学员在完成全部培训课程考核合格并参与培训全程质量评估后，可获得由上海市健促办、世界卫生组织健康城市合作中心、上海市健康促进中心、上海市控制吸烟协会和上海市呼吸内科临床质量控制中心 5 家单位联合签章的培训证书。这份证书分量很重，它是对学员个人学习成果的积极肯定，也是对高质量培训过程的见证总结，受到了学员们的广泛欢迎。

实训基地立足眼前，着眼长远，将继续秉持以人为本、以需求为导向的发展理念，以专业化的培训服务迎接广大医务工作者的到来。他们将成为开展控烟工作的点点繁星，为扎实推进戒烟服务网络构建和无烟城市建设提供动力，减少烟草流行，保护公众健康。星星之火，一定可以燎原。

（上海市健康促进中心　孙源樵　陈　德）

倡导科学戒烟创新服务模式
努力提升首都戒烟服务工作水平

一 背景

    北京市持续构建并完善戒烟服务体系，逐步形成了优质戒烟门诊和戒烟热线服务资源。同时，随着《北京控烟条例》的实施，北京吸烟者的戒烟意愿明显提高。专业的戒烟帮助能够大大提高戒烟率，但市民主动获取戒烟服务的情况却并不乐观。2016 年，北京市成人烟草流行调查数据显示，戒烟门诊的知晓率为 39.7%，戒烟热线的知晓率仅为 29.2%。

    为拆除阻隔戒烟服务供需双方的"藩篱"，自 2017 年起，北京市疾病预防控制中心在北京市卫生健康委的领导下，策划启动了"健康北京——'你戒烟 我支持'北京市民科学戒烟活动"，旨在通过免费提供戒烟服务的形式，扩大宣传，提高戒烟热线和戒烟门诊的知晓率，促进首都戒烟服务体系均衡健康发展。

二 主要做法

（一）科学制订方案，调动优势资源

    在"健康北京——'你戒烟 我支持'北京市民科学戒烟活动"策划过程中，北京市疾病预防控制中心健康教育所以健康教育与健康促进理论为基础，注重健康需求和资源评估，有效利用专家和资源优势，努力创新优化戒烟服务提供模式。活动策划主要步骤包括：

    1. 开展需求及资源分析 查阅文献和既往调查资料，获取近年来北京市吸烟人群戒烟意愿和戒烟尝试的现状及其影响因素。

    2. 确定项目目标 通过分析，明确"提升公众戒烟服务知晓率，提高戒烟门诊、戒烟热线服务水平"的工作目标。

    3. 创新工作路径 突破以往常规戒烟服务宣传模式，主要通过开展免费戒烟活动，突出公益性及科学性，吸引媒体及公众的关注。在活动招募及实施的过程中，做好宣传发动工作，扩大活动影响力，加大科学戒烟理念的传播力度。

4. 精选目标人群　既往调查显示北京市出租车驾驶员群体吸烟率较高，出租车行业是城市窗口服务行业，是一座城市精神文明流动的风景线。因此，项目第一年将出租车驾驶员设定为目标人群。之后每年结合北京市控烟工作重点，以特定职业从业者、机关单位职工等为关键人群，并逐步扩大面向全体市民。

5. 协调优势资源　分析北京市戒烟服务调查数据，结合日常服务提供情况，优选北京市4家权威戒烟门诊以及北京12320热线，共同开展科学戒烟活动。

6. 制订初始方案　将戒烟干预理论方法转化为实际干预策略，制订符合北京市实际的工作方案。

7. 借势优化方案　借助北京市的专家资源优势，邀请国家级专家对项目进行指导，完善方案。在专家指导下制订项目评估计划，切实提高活动的科学性、有效性。

（二）线上线下联合，多渠道宣传戒烟服务

采用线上H5及"12320"两种报名方式招募戒烟志愿者，并通过线上、线下4"X"模式进行宣传。

1. 新媒体宣传（1X）　利用北京市健康教育网络自媒体平台开展宣传，同时联合北京市十六区健康教育网络自媒体平台共同发力，打造宣传矩阵，构建联动宣传格局。

2. 现场启动宣传（2X）　召开现场启动会开展活动宣传，介绍戒烟门诊和戒烟热线的服务内容、流程、获取途径以及戒烟效果。开展现场义诊咨询活动，为广大市民提供专业便捷的戒烟服务。邀请北京电视台、北京日报、北京晚报等主要媒体以及网络媒体进行报道。

3. 巡讲宣传（3X）　开展科学戒烟大讲堂活动，组织北京市规范化戒烟门诊的专家深入社区、走进机关企事业单位开展科学戒烟服务专题讲座，传播科学戒烟理念，扩大活动影响。2017年，针对出租车驾驶员群体开展戒烟大讲堂5场，同时将讲座录制成视频，发放到所有出租车公司，通过公司月例会进行播放宣传。

4. 跟进宣传（4X）　针对目标人群，拓展相关宣传路径。如第一年

开展出租车驾驶员戒烟服务活动时，通过北京交通广播 FM103.9 和出租车内供乘客免费阅读杂志《北京漫步》开展宣传。特别邀请戒烟志愿者到北京交通广播 FM103.9、北京晚报健康栏目分享戒烟体验，进一步宣传戒烟服务。

（三）有序分配、预约，提供科学有效帮助

招募到戒烟志愿者后，根据戒烟志愿者填报的意愿确定戒烟服务提供的方式——热线服务或门诊服务。报名门诊服务的志愿者，会根据其居住地点、填报意愿、报名先后顺序、门诊的承接能力等确定人员名单，由门诊专员进行一对一确认和预约。戒烟门诊服务主要由北京医院戒烟门诊、北京大学人民医院戒烟门诊、首都医科大学附属北京朝阳医院戒烟门诊、首都医科大学附属复兴医院戒烟门诊提供。首诊主要提供 30 分钟以内的面对面心理行为干预。首诊后 1 周、1 个月、3 个月和 6 个月开展 4 次门诊或电话随访。戒烟热线则为每位戒烟者提供 9 次规范化热线电话戒烟服务和个性化戒烟短信服务。

三　成效

（一）帮助参与者成功戒烟

2017—2021 年，"健康北京——'你戒烟　我支持'北京市民科学戒烟活动"累计为 1 527 人提供了免费戒烟服务。其中 1 026 人（67.2%）获得戒烟门诊服务，3 个月戒烟成功率达到 52.0%，也就是说至少有 500 余人通过项目成功戒烟。

（二）传播科学戒烟理念

通过开展项目宣传，越来越多的人对科学戒烟有了进一步的认识。在 2017 年出租车驾驶员戒烟项目的评估中，有 69.8% 的驾驶员听说过"你戒烟　我支持"出租车驾驶员健康关爱项目，戒烟门诊的知晓比例由年初 55.1% 上升为年底 60.2%，戒烟热线知晓率由 22.9% 上升为 28.2%，认为"吸烟成瘾是一种疾病"的驾驶员比例从 58.4% 上升为 60.4%。从北京市成人烟草调查的数据来看，戒烟热线的知晓率已经从 2016 年的 29.2% 提高到 2019 年的 44.1%。同时，戒烟门诊的就诊量也得到了一定程度的提升。

（三）公益活动得到认可

免费戒烟活动得到政府相关部门的认可。2020 年，项目被北京市卫生健康委确定为"为群众办实事项目"。2022 年在疫情常态化防控阶段，戒烟服务也抓住了新的发展机遇。北京市疾病预防控制中心充分考虑疫情影响下戒烟门诊和戒烟热线服务供给受限的情况，策划开展了"北京市线上科学戒烟活动"，活动相关媒体报道信息被北京市人民政府"便民服务"版面转载宣传。

四 体会

"健康北京——'你戒烟　我支持'北京市民科学戒烟活动"是以群众健康需求为出发点，结合北京市戒烟服务体系发展需要而策划实施的公益项目。这种以科学戒烟技术解决市民实际问题为依托开展的健康教育活动，比单纯的戒烟知识宣传更能得到政府认可、媒体关注以及广大市民的支持和肯定。

（北京市疾病预防控制中心　曹　远　钱运梁）

实施社区戒烟综合干预助力控烟行动

 一 背景

近年来，宁夏回族自治区银川市金凤区深入推进控烟行动，通过加大烟草危害宣传力度、开展无烟单位创建、整治烟草广告等多种形式强化控烟履约进程，控烟工作成效显著，15 岁以上人群吸烟率由 2017 年的 20.2% 下降至 2021 年的 18.2%，辖区 7 家二级以上医疗机构及 9 家乡镇卫生院（社区卫生服务中心）均规范设置戒烟门诊。2021 年底，金凤区在辖区 6 家试点单位（社区居委会、社区服务中心各 3 个）启动实施了"社区戒烟综合干预试点项目"，进一步推进控烟工作下沉基层社区，抓住成功戒除烟瘾的内在动力和外在干预的联合作用，多方联动帮助有戒烟需求的居民尽早戒烟，有效推动了控烟关口前移、戒烟服务窗口位移、戒烟技术服务下移，取得了社区戒烟新成效。

二 主要做法

（一）实施"四项强化"措施夯实工作根基

1. 完善机制强化组织保障　2022 年 4 月，银川市金凤区人民政府办公室印发了《金凤区社区戒烟综合干预试点项目实施方案》，成立了由政府区长任组长，组织部、宣传部、卫生健康、教育等 15 个重点单位组成的工作领导小组，统筹协调推进项目工作；组建了以卫生健康行政部门为龙头、健康教育机构为主线、医疗机构为支撑的项目技术指导组，已组织开展工作会议 4 场次、指导培训督导 9 场次。

2. 积极营造控烟氛围，强化戒烟服务阵地建设　突出金凤区"悦健康"文化品牌理念，依托社区或医疗机构阵地打造戒烟门诊咨询室、健康科普体验室、心理干预辅导室等功能室，为居民提供集戒烟咨询、科普教育及心理干预于一体的戒烟综合服务。

3. 创新基层党建引领，强化戒烟服务团队建设 创新"基层党建＋戒（控）烟"模式，立足社区居委会、医疗机构和心理服务机构职能，分别组建社区"2+N"控烟服务团队（即1名社区党员、1名社区专干和若干名社区志愿者）、"2+1"医疗戒烟服务团队（即1名戒烟门诊医生、1名健康教育专干和1个家庭医生服务团队）和心理干预服务团队，共同发力为居民提供戒烟帮助。

（二）强化"正向激励"促进控烟禁烟理念深入人心

1. 多部门联动加大控烟宣传力度 围绕"国家卫生城市""文明城市"建设活动，强化社区基层治理，整合多部门力量，通过制作宣传展板和专栏、LED滚动播放健康教育知识和标语、发放吸烟有害健康宣传资料、张贴禁烟标志、举办控烟知识讲座、播放宣传控烟的公益广告、捡拾烟头等多种形式，大力宣传控烟的重要性和吸烟的危害性，全面普及控烟知识，提高群众对烟草危害的认识。

2. 持续巩固无烟环境建设 全面推行室内公共场所和工作场所禁烟活动，加强烟草销售企业监管，依法取缔各类烟草宣传广告，动员全社会积极参与控烟工作。持续巩固"无烟单位"建设成果，开展"无烟家庭"创建活动，促进辖区机关单位、企业、学校履行控烟工作职责，积极营造"人人参与控烟，人人主动戒烟"的良好氛围。截至2023年2月，各部门已深入社区、学校、机关等开展控烟宣传活动20场次、讲座40场次，发放控烟宣传资料6万余份。

3. 多项激励措施吸引居民主动参与 通过免费体检、免费心理干预服务、发放戒烟大礼包、颁发"社区戒烟达人"荣誉证书或推举为"社区控烟形象大使"等多种惠民措施，吸引居民积极参与戒烟试点项目。同时，加大对成功戒烟居民个人事迹的宣传报道，正面引导更多的吸烟者戒烟。

（三）坚持党建引领"形式走心"让戒烟服务更接地气

1. 积极发挥基层党员"头雁效应" 社区居委会有效发挥党员先锋模范作用，将戒烟工作融入社区各项服务之中，结合实际"因地制宜"落实项目各项任务，将无烟家庭、控烟志愿服务、戒烟干预服务等活动融入党员管理中，做细、做实戒烟服务。目前，已有百余名基层党员参与到社区戒烟试点项目中。

2. 为居民提供无缝衔接的"一站式"服务 通过社区摸排、门诊就诊、推广宣传等多种途径，引导居民积极参与戒烟服务项目。与有戒烟意愿的居民签订"戒烟承诺书"，建立"戒烟服务档案"，提供免费健康体检、戒烟咨询、心理干预、随访指导等一站式服务，帮助其尽早戒烟。

3. 引入第三方心理服务机构强化戒烟干预 抓住烟草依赖的心理特征，在医疗戒烟服务的基础上，引入社会心理服务机构，为有强烈戒烟意愿的居民提供心理干预辅导，通过心理矫治等专业方法帮助居民成功戒烟。

（三）成效

截至 2022 年 2 月，金凤区各社区戒烟综合干预领导小组各成员单位相互配合，积极落实社区戒烟各项工作任务，广泛开展控烟宣传教育活动，在全社会营造出良好的控烟宣传氛围。6 家试点单位均已建立了完善的组织机构，细化了服务流程，有序推进落实各项任务，已设立戒烟咨询、心理咨询门诊 6 个，健康科普体验室 2 个，戒烟活动室 3 个，组建团队 25 支；各试点已摸排登记吸烟居民 3 635 人，累计完成基线调查 675 人、建档 255 人、免费健康体检 288 人次、随访服务 1 020 余人次，开展个人心理辅导 608 人次，团体心理辅导 41 场次。经综合干预，已有 103 名居民成功减烟，时点减烟率 40%；有 59 人持续戒烟超过 1 个月，其中 31 人超过 3 个月，18 人超过 6 个月，时点戒烟率 23.1%。

（四）经验启示

烟草烟雾造成的社会危害巨大，控烟工作作为城市治理的重要一环，是提升城市文明形象和治理水平的需要，更是保障人民群众健康权益的需要。控烟戒烟工作绝非一朝一夕之事，多管齐下仍是关键，不论是控烟还是戒烟工作，都需要通过形成多部门联动机制、采取多层次控烟宣传教育、营造良好控烟宣传氛围等方式，紧密地与各项重点工作结合，需要动员社会各方力量共同发力，需要政府多部门投入长久去抓，需要居民主动参与。

（宁夏回族自治区银川市金凤区卫生健康局 陈艳萍）

第四篇

控烟宣传倡导篇

健康中国行动控烟行动明确提出，政府要加大控烟宣传教育力度，提高公众对烟草危害健康的认知程度；社会层面上要提倡无烟文化，提高社会文明程度。《公约》第 12 条也指出，每一缔约方应酌情利用现有一切交流手段，促进和加强公众对烟草控制问题的认识。世界卫生组织将每年 5 月 31 日设立为世界无烟日，旨在呼吁各国政府加强对民众的控烟宣传教育，同时发挥各方力量，在全世界范围共同构建绿色、健康的生存环境。宣传倡导需要贯穿于控烟工作始终。持续有效的控烟宣传倡导不但可以提高公众对烟草危害的认识，形成无烟的社会共识，还可以为无烟环境建设、控烟政策的制定实施奠定良好的舆论基础。另外，控烟宣传倡导可以鼓励更多的吸烟者采取戒烟行动，筑牢控烟工作成效。

我国持续开展控烟宣传倡导工作。据不完全统计，每天有上百万人搜索二手烟的危害，控烟相关多个话题连续多年阅读量破亿。随着全民健康意识的提高和健康中国政策的推进，控烟宣传倡导方式逐渐精细化，各地更全面、更精准地定位目标人群，更细致、更完善地组织控烟宣传工作，开展力度更大、效果更好的控烟宣传活动，引导社会公众形成健康文明的生活方式。公众支持控烟、参与控烟的意愿不断提升，全社会关注控烟的氛围空前高涨。

本篇章从宣传内容、形式等多方面选取了具有代表性的 7 个案例。这些优秀案例从不同角度展现了控烟宣传倡导的创意，具备多个亮点及可借鉴的经验。控烟宣传倡导不仅仅是一项工作，更需要以公众需求为出发点，发动全社会力量营造有利于公众树立健康意识的氛围。希望通过案例展示，为各地开展控烟宣传工作提供更多的思路和借鉴，全面提升控烟宣传倡导的影响力。

倡文明新风　扬志愿精神
持续推进无烟西湖建设

 一 背景

　　在推进无烟城市建设方面，杭州市积极开展了多方面的探索和实践。尤其随着 2019 年《杭州控烟条例》正式实施，一方面以法为纲，综合执法，积极推动《杭州控烟条例》落实、落地、落细；另一方面培植理念，引导共治，建设维护"无烟西湖"品牌，借势亚运会话题，充分发挥志愿者服务在杭州控烟工作中的重要作用，通过社会倡导和创新扩散，整合社会资源，强化社会共识，探索并走出了一条刚柔并济的杭州控烟路。2021 年 12 月，杭州市荣获国家级"无烟先锋城市"称号。

二 主要做法

（一）"无烟西湖"十年坚持，文明之风点面开花

　　西湖是杭州的标志性景点，是国内外游客旅游打卡的必选之地。尽管杭州早在 2010 年就已经制定控烟地方性法规，2019 年修订《杭州控烟条例》实现室内公共场所、室内工作场所和公共交通工具内禁止吸烟，但是大多数室外区域尚未被覆盖，景区"游烟"现象成为美丽西湖的一道瑕疵。

　　2011 年，杭州市疾病预防控制中心发起"西子不爱烟熏妆"倡议，在控烟法治的同时着力于社会倡导和引导共治，以西湖区和西湖风景名胜区为试点，开始推进无烟城市建设。2013 年黄金周，西湖风景名胜区城市管理保障中心（以下简称"景区城管中心"）策划开展"无烟西湖"主题宣传活动，联合志愿者团队，以西湖景区白堤、孤山路、北山街等区域为主要场所，开展劝阻吸烟、倡导文明出行的志愿服务活动（图 4-1-1）。

　　活动一办就是十年。历年来，通过丰富多彩的活动形式和贴心温暖的管理举措，致力于"呵护环境，提升文明，争创无烟景区"的创建目标，"无烟西湖"主题宣传活动成为了一个品牌化、标识化的固定活动，得到了央视

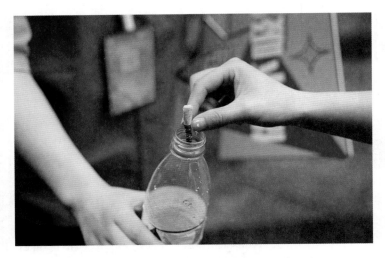

图 4-1-1 志愿者开展各种形式的控烟倡导活动

《新闻联播》等各大主流媒体的持续报道，具有一定的社会影响力。

1. 组织与合作伙伴 杭州景区城管中心为活动主办方，杭州市疾病预防控制中心提供技术支持，同时联合了在杭青年志愿者协会和社会志愿者团队共同参与活动组织。杭州市控烟办自 2019 年设立后，一直作为活动联办单位。

除了以高校青年志愿者协会作为"常规队伍"外，活动每年还会邀请其他人群，比如中小学生、其他社会公益组织志愿者、医疗机构专家等，一起参与控烟宣传活动。

2. 志愿者招募活动 志愿者招募定向招募和社会招募两种方式，采用"志愿汇"和"文明帮帮码"两个系统作为志愿者招募和管理的平台。"志愿汇"是在共青团中央指导下建设、开发、运营的中国注册志愿者系统。"文明帮帮码"是杭州市委宣传部（市文明办）官方建设平台，是打造新时代"文明实践"+"志愿服务"的数智系统。

3. 活动形式 主要以西湖景区白堤、孤山路、北山街等区域为主要场所，每年选定具体区域和路线。如 2022 年以平湖秋月"无烟杭州无烟亚运"控烟宣传 V 站为起止点，参与人员沿白堤—断桥—北山街—西泠桥—孤山路开展徒步宣传活动，沿途在 3 个"无烟杭州无烟亚运"控烟宣传 V 站设置打卡点，并设有控烟宣传闯关游戏（图 4-1-2）。

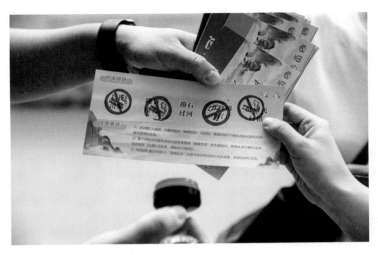

图 4-1-2　控烟宣传 V 站打卡活动为控烟志愿活动提供了更多互动体验

　　活动参与人员于起点领取相关物料（任务卡、胸针、号码牌、宣传册、一次性手套及垃圾袋），沿规定线路完成捡拾烟蒂、劝阻吸烟等既定任务和打卡点闯关游戏，集齐印章便可前往终点领取控烟宣传文创纪念品。

　　在途中捡拾的烟蒂，在终点处投入透明的搜集箱。当天活动结束时，大家合力用烟蒂拼出"无烟西湖"字样（图 4-1-3），并合影留念。

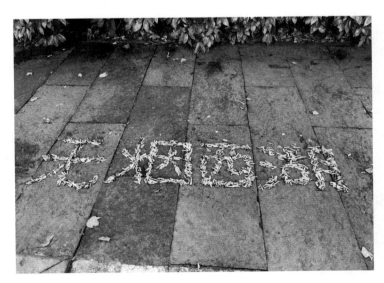

图 4-1-3　坚持十年的"无烟西湖"标志性烟蒂拼图

4. 场地和物料准备　场地由杭州景区城管中心落实，"无烟杭州无烟亚运"控烟宣传 V 站由杭州市控烟办负责设置安排。志愿者活动物料、活动纪念品等由杭州市控烟办、景区城管中心共同准备。

（二）搭建志愿者参与平台，促进活动持续深入开展

在杭州控烟工作进程中，一直将志愿者作为重要组成力量。志愿者的参与一定程度弥补执法力量的不足，同时也能强化社会倡导，从多个层面推进公共场所无烟环境建设。《杭州控烟条例》明确规定：鼓励、支持志愿者组织、其他社会组织和志愿者开展控制吸烟宣传教育、劝阻违法吸烟行为、监督场所的经营者和管理者开展控制吸烟工作、提供戒烟服务等活动。

多年来，来自各行各业，包括大中小学生、青年团员、在职和退休人员等群体的众多志愿者，积极开展控烟宣传和劝阻违法吸烟等活动，并获得了市民和游客的一致好评。

在 2010 年杭州首次制定控烟地方性法规之时，杭州市在各行各业中聘任了 5 400 余名控烟监督员，起到了执法补充和宣传倡导的积极作用。但是相对于一千多万的城市人口，这支看上去人数不少的队伍依然显得力量不足。

因此，在 2019 年《杭州控烟条例》实施之时，杭州市控烟办将组建控烟监督员队伍的重点放到搭建平台、整合志愿者力量之上，包括与杭州市委宣传部、团市委等部门合作，设立各类活动平台；同时与现有志愿者队伍合作，在其志愿者功能中延伸增加控烟内容等。具体包括：

1. 开设"履行健康中国行动之控烟行动技能培训班"　除控烟领域专家外，还特别邀请省团校志愿者培训讲师、控烟志愿者组织负责人等开展专题讲座，每年完成约 300 名控烟师资的系统培训。

2. 对其原有志愿者队伍进行功能延伸　由市公共场所控制吸烟联席会议布置，市、区两级控烟联席成员单位在其原有志愿者队伍中增加控烟劝阻和倡导技能培训，开展多种形式的志愿者活动。2019 年 1 月—2022 年 9 月，完成控烟志愿者培训 35 403 人次。

3. 列入杭州亚运会志愿者培训课程体系　结合第 19 届亚运会将在杭州举办的契机，杭州市控烟办编制的培训课件被正式列入课程体系，培训志愿者超过 3 万名。

4. 建设常态化控烟志愿服务平台　2022 年 5 月 31 日暨第 35 个世界无

烟日活动现场，杭州市控烟办正式启动"无烟杭州无烟亚运"控烟宣传 V 站。来自浙江大学等多所高校的志愿者骑行"小红车"（杭州城市公共自行车），逐一点亮并率先打卡控烟宣传 V 站（图 4-1-4）。

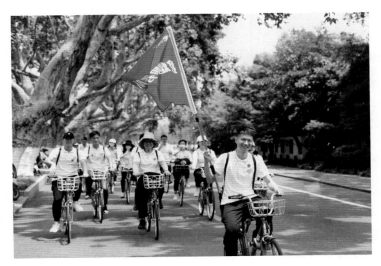

图 4-1-4　2022 年世界无烟日，志愿者整装骑行逐一点亮控烟宣传 V 站

30 多个控烟宣传 V 站分别设置在柳浪闻莺、西溪湿地邬家湾、良渚遗址公园、西湖文化广场、火车城站等景区和城市标志性地点，为不同的志愿者团队提供了共同的服务阵地，以便提供常态化控烟志愿服务。在这些控烟志愿者 V 站，设有统一的"无烟杭州无烟亚运"标识和打卡板，市民和游客可以拍照分享，以及参与互动活动。

（三）成效

历时 10 年的"无烟西湖"志愿者主题宣传活动成效显著。2013 年，志愿者花 3 小时捡拾烟蒂 7 000 多个，捡都捡不过来；到了 2021 年，4 小时只捡拾烟蒂不足千个，而且大多烟蒂是需要费劲从缝隙里挑出来的。志愿者捡拾烟蒂数量逐年下降，从侧面印证城市文明程度的提升。"迎亚运益起来——倡导无烟西湖（景区）志愿服务"项目荣获第六届中国青年志愿服务项目大赛银奖。

四 体会

在控烟倡导与引导共治的过程中，杭州经过多种途径的尝试，逐渐走出了一条适合自己的道路。

（一）坚持纵深推进，确保活动有效开展

利用滚雪球效应，随着活动定时、定点的不断开展，影响力逐年递增，吸引了更多的组织与个人了解并参与其中。比如"无烟西湖"志愿者主题宣传活动，开始时只有一支高校志愿者队伍，在之后十年历程中，更多的高校、中小学生，以及多个环保志愿者组织参与其中。

（二）注重品牌化建设，增强活动吸引力

"无烟西湖"志愿者主题宣传活动从一开始就设定了一个标志性动作，即一路劝阻和倡导，并用捡拾的烟头拼成"无烟西湖"字样并拍照。在2022年启动的控烟宣传V站，在超过30个点位统一设置了宣传口号标语（图4-1-5）。

围绕这一标志性动作，同时在每一场的志愿者宣传活动中，都结合当年的特定环境背景，延伸开展市民和游客喜闻乐见、便于参与的活动。如2017年邀请小学生一起参与劝阻活动，以"灭烟换棒棒糖、灭烟送西湖书

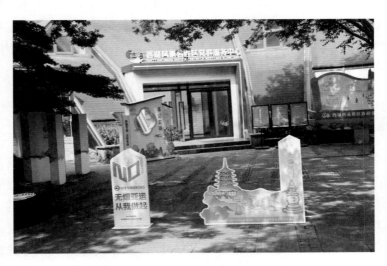

图 4-1-5　统一设置的宣传口号标语

签"等形式，获得市民和游客更高的配合度；2019 年设置了一块展板，让大家写下对中华人民共和国 70 周年华诞想说的话；2021 年拟定迎亚运主题；2022 年增加了小程序答题和趣味闯关的模式……

（三）增加社交属性，实现裂变式传播

在控烟志愿者活动的策划和实施过程中，考虑到传播动机尤其是新媒体语境下的传播特点，增加社交属性元素，比如拼成"无烟西湖"字样的拍照分享、设置宣传口号标语便于打卡分享、小程序答题线上分享、设计"无烟杭州"系列文创小礼品并分发、组织骑行点亮 V 站活动并拍摄短视频……活动始于线下，通过媒体和市民、游客的主动分享，在线上获得传播效果最大化。

（四）找准目标人群，搭好群众"联络网"

大学生有丰富的课余时间可以参与志愿者活动，选择大学生作为志愿者队伍的主力军，保持一个长期稳定的合作关系。与此同时，从年轻人入手宣传控烟也是很有必要的，要让他们在步入社会前接受控烟健康教育。

（五）多方协作搭平台，携手合作促共赢

志愿者队伍的高流动性是志愿者活动组织和维系中的难点。杭州控烟项目从自建队伍到策话题、建平台，一方面通过"志愿汇"和"文明帮帮码"等平台向全社会公开招募志愿者，将志愿服务时数运用到志愿者激励；另一方面和志愿者组织、社会组织、政府部门、企事业单位等协同，形成合力，通过组合操作，让控烟志愿者倡导活动成为一种健康、文明、绿色、积极的活动方式，保证了活动的可持续性。

（浙江省杭州市疾病预防控制中心　俞　锋）

以公众号为阵地 开展青少年控烟科普宣传

一 背景

烟草和二手烟对人类健康和发展构成重大威胁，也是造成慢性非传染性疾病日益流行和年轻化的重要危险因素，这已成为当今世界最严重的公共卫生问题之一，青少年控烟也成为控烟工作的重中之重。2019 年 10 月 29 日，国家卫生健康委、中央宣传部、教育部等八部门联合印发《关于进一步加强青少年控烟工作的通知》（国卫规划函〔2019〕230 号），提出"要把青少年控烟工作提升到事关国家未来、民族未来的高度，要以对人民群众特别是下一代高度负责的态度，切实把做好青少年控烟作为当前控烟工作重点"。《健康上海行动（2019—2030 年）》提出"至 2030 年，11～18 岁青少年吸烟率低于 4%"，开展青少年控烟健康科普和干预活动，减少新增吸烟人口，是实现这一目标的重要举措。

新媒体时代，"即时、交互、个性"的新兴媒介引领着健康传播领域的新发展格局，各健康类公众号应运而生，也为控烟科普工作带来了新的发展机遇。研究显示，通过网络、公众号等新媒体平台开展控烟科普已经成为最有效的宣传方式，并受到越来越多健康教育工作者的青睐。

"无烟上海"是上海市控制吸烟协会主办的公众号。作为控烟领域的官方发布平台，致力于宣传烟草烟雾危害和开展戒烟帮助。对青少年开展控烟健康科普，已经成为"无烟上海"宣传的重要内容之一。

二 主要做法

（一）科普内容聚焦青少年烟草流行现状

2021 年上海市青少年烟草流行调查数据显示，青少年吸烟率虽然稳中有降，但仍面临一些问题和挑战，如：对烟草烟雾危害认知不足甚至存在误区，超过一半的中学生没有认识到烟草烟雾的健康危害，30% 以上的大学生对吸烟会引起脑卒中、脑血栓、瘫痪、心脏病、勃起功能障碍等疾病认知不足；电子烟日益受到青少年追捧，使用率上升，中学生电子烟使用率已经超过卷烟（1%），达到1.7%，30%以上的大学生认为电子烟的危害比卷烟小；等等。

针对以上这些问题，"无烟上海"在科普内容上明确重点、精准施策。

1. 提升青少年对烟草烟雾危害的正确认知 "无烟上海"精心打造了一支特约科普作家团队，团队专家来自全市各大三甲医院、健康促进中心、疾病预防控制中心、高校控烟领域，为青少年提供更专业、更权威的原创科普。同时，"无烟上海"公众号有一支强大的运营团队，确保从科普形式和渠道平台做好健康传播。

青少年身心发展尚未成熟，好奇心强烈而缺乏自制力、分辨力。对此，"无烟上海"在科普内容上有的放矢，重点加强诸如"尼古丁会影响青少年的大脑成熟和神经系统发育，导致学习障碍和焦虑障碍""尼古丁具有极强的成瘾性"等宣传。同时，引导青少年警惕一些常见的控烟误区，如"'低焦油''淡味''中草药'卷烟、加装过滤嘴的卷烟'危害小更健康'"，从而全面认清烟草的危害。

2. 打破青少年对电子烟的认识误区 与传统烟草相比，电子烟时尚新颖、口味多样，更符合青少年的猎奇心理。再加上商家所谓的"健康安全""绿色环保""戒烟神器"的宣传，使得电子烟在青少年中快速流行。面对来势汹汹的电子烟，"无烟上海"推出系列科普，进行科学解读。从电子烟的原理与构造、电子烟烟液中的有害物质、电子烟的二手烟、电子烟与传统卷烟的比较、电子烟能否帮助戒烟、电子烟对传统吸烟行为影响等方面，解读了电子烟有害生理、心理健康的事实，打破青少年的认识误区。除了系列科普，"无烟上海"还及时发布和介绍世界卫生组织及国内外电子烟管控政策、科学研究成果等信息。

（二）科普形式贴近青少年网络使用习惯

当代青少年是伴随互联网成长的一代，使用平板电脑、手机等智能设备进行在线学习、信息检索、社交聊天、休闲娱乐已经成为青少年的生活常态，其中公众号已经成为他们获取信息的重要途径。

根据"无烟上海"后台用户属性数据，36~45岁的用户比例最高，达到40%以上，而青少年（25岁及以下）用户不足11%。如何让青少年产生"懂我"的认同感和"有我"的参与感，吸引更多青少年关注和参与控烟，

"无烟上海"在科普形式上进行了以下探索和实践。

1．"懂我"——让青少年易于接受、乐于分享　近年来，短视频作为新兴的娱乐方式，满足了大众碎片化时间的娱乐需求，在青少年群体中的使用率也越来越高。"无烟上海"迎合青少年的喜好，将控烟知识与短视频相结合，并邀请专家大咖和知名公众人物共同加入科普短视频的制作和宣传。

例如，同样是解读电子烟危害，沪上电子烟健康科普——脱口秀《远离电子烟的甜蜜诱惑》《论电子烟是不是烟？》更令人印象深刻，短短几分钟的视频金句频出："电子烟堪比'劈腿渣男'""'电子警察'是警察，那电子烟不是烟？"阅读量和点赞数都明显高于传统图文类科普。

除了短视频，还可以将科普内容转化为图片、漫画、动画、音频等多种形式。例如，2022年暑期推出的《青少年控烟 X 档案》漫画系列，以罪犯通缉令的形式来讲述烟草烟雾（包括电子烟）的各种危害，内容更加生动、活泼、多彩，更贴近和吸引青少年，增加了阅读时的愉悦感和满足感，从而达到主动分享和快速传播的目的。

2．"有我"——转变角色、青少年积极参与控烟宣传　针对青少年群体，"无烟上海"在科普方式上进行了相应调整，由传统的单向输出转变为"双向奔赴"。鼓励青少年群体由科普接受者转为科普生产者，由接受控烟宣传转为主动宣传控烟，成为控烟科普的"生力军"。

如推出青少年控烟作品征集活动，择优刊登在"无烟上海"公众号上。除了可以获得稿酬，优秀作品作者还有机会受邀参加线下主题活动并作为代表接受颁奖，更可获得"绿色通道"参加市级或者国家级相关活动。

又如暑期推出的青少年线上控烟志愿者活动，鼓励青少年加入控烟志愿者队伍，不仅自己要先做到远离烟草，同时还要向身边的同学、朋友和家长做好榜样和宣传，倡导和践行健康生活方式。此类活动从线上延伸拓展到线下，吸引更多青少年主动参与控烟科普的创作和传播，为控烟宣传积累素材，同时也深入了解并收集青少年对控烟的想法和态度，从而不断调整和完善控烟科普的重点内容和策略方法。

（三）打造亮点

"无烟上海"在科普模式上寻找突破创新，推动青少年控烟主题活动从线下到线上的转型。经过一年多的精心筹划，2022年世界无烟日期间，"无烟上海"在公众号功能菜单正式推出青少年控烟线上活动平台——"@青少年，携手共建无烟上海"，并将其作为重点内容在世界无烟日、国际儿童节和暑假期间进行推广宣传。

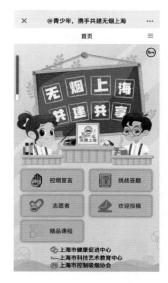

图 4-2-1　青少年控烟线上活动

（一）增强功能，提高青少年参与的趣味性

线上活动平台分为"控烟宣言""精品课程""挑战答题""志愿者""欢迎投稿"五个模块（图 4-2-1），在基本功能上加强了互动环节的设计，如生成电子签名承诺书、DIY 官方认证的专属定制证书、转发邀请小伙伴们一起参加、抽取线下活动名额和控烟文创宣传品等环节，在控烟科普的同时，也增强了线上互动、线下沉浸的体验感和趣味性。五个活动模块功能各有侧重、各具特点、相互关联。

"控烟宣言"模块倡导青少年树立"每个人都是自己健康的第一责任人"的观念。学生们可在"拒吸第一支烟，包括电子烟"的承诺下方郑重签名，同时定制控烟宣言，生成专属自己的《承诺宣言书》（图 4-2-2）。

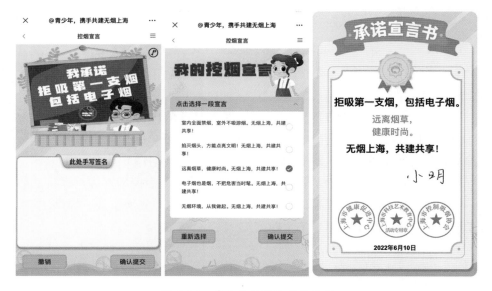

图 4-2-2　青少年控烟承诺宣言书

"精品课程"模块围绕"远离烟草时尚青春"主题，寓教于乐。用专家讲课、情景演绎、现场实验、微动画等形式，分5个专题开展深入浅出、动静相宜的互动式健康传播课程。

"挑战答题"模块用来测试学习控烟知识的成果，并激发不断挑战自我。学生们按年级分类进入答题，总分70分以上将获得《控烟知识竞赛证书》（图4-2-3）。

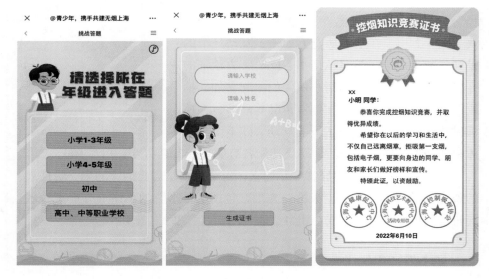

图4-2-3　青少年控烟挑战答题

"志愿者"模块鼓励青少年加入控烟志愿者队伍。通过实名注册成为"上海市志愿者"，加入"上海市健康促进志愿服务总队控烟志愿者分队"，参加各类志愿服务社会实践活动，并获得《志愿者证书》（图4-2-4）。

"欢迎投稿"模块鼓励青少年发挥主观能动性，为控烟宣传贡献自己的一份力量（图4-2-5）。投稿内容涵盖烟草烟雾危害、戒烟益处、控烟法规、无烟校园建设、控烟志愿者等主题。

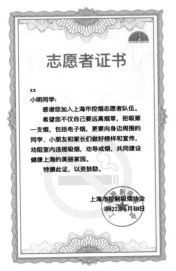

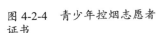

图 4-2-4　青少年控烟志愿者证书

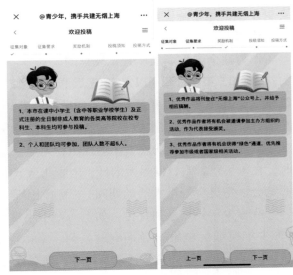

图 4-2-5　青少年控烟志愿者投稿征集

（二）多方联动，形成传播合力

在线上平台前期的开发设计阶段，邀请医学、控烟、健康科普、青少年活动等领域的专家和学校的一线教师参与其中，从设计风格、操作逻辑、题库内容、证书样式、课程设置、用户体验等各方面进行优化和提升。

在后期的宣传推广中，得到了诸多平台的积极响应和支持。如上海健康科普资源库新媒体平台"沪小康"、上海市教委学生活动管理中心官方网络平台"上海市科技艺术教育中心""上海儿童青少年健康"，以及"宝山疾控""长宁疾控"等疾病预防控制中心官方网络平台、"幸福控烟联盟"成员单位官方网络平台等，纷纷进行推送宣传。同时，沪上各大媒体也同步进行宣传。

四　成果

青少年是祖国的未来和民族的希望，习近平总书记强调，"青少年阶段是人生的'拔节孕穗期'，这一时期心智逐渐健全，思维进入最活跃状态，最需要精心引导和栽培"。开展青少年控烟科普，就是要引导青少年树立良好的健康观，牢固树立"每个人都是自己健康的第一责任人"的观念，倡导青少年"拒绝第一支烟，包括电子烟"，成为"不吸烟、我健康、我时尚"的一代新人。

作为在全国控烟领域开设较早的公众号，"无烟上海"已初具一定影响力。自2015年4月开通以来，"无烟上海"已累计推送568次，共计1 271余篇推文，其中和青少年控烟相关的健康科普近700篇，包括约150个视频和80幅漫画，总阅读次数超过78万次，总分享次数超过6万次，内容涵盖烟草烟雾危害、控烟法规、无烟校园和无烟家庭建设等方面（图4-2-6）。同时，在每年寒暑假、世界无烟日、国际儿童节等节假日，以及中国国际进口博览会、冬奥会等重大活动期间，"无烟上海"将主题活动与健康科普相结合打造青少年控烟系列宣传，如上海市中小学生线上控烟志愿者行动系列、《青少年控烟X档案》暑期专题系列、幸福控烟联盟"无烟上海，为爱启航"世界无烟日暨儿童节活动系列等，推文累计超过300篇，总阅读次数超过47万次，总分享次数超过3万次。

青少年控烟作品征集活动推出后得到了许多学校和学生们的积极关注、参与和踊跃投稿。从学龄前幼儿园小朋友的水彩画、中学生的动画视频到医学院学生团队的科研项目成果，形式题材多样，无一不表达了青少年们的控烟心声。

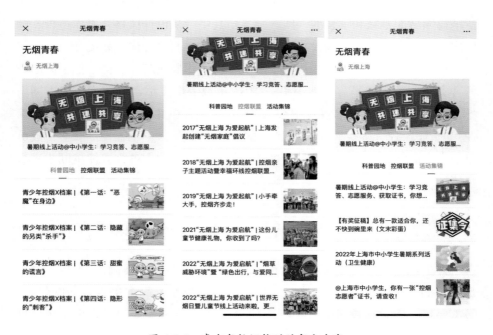

图4-2-6　青少年控烟推送的部分内容

　　青少年控烟线上活动平台上线两个月，已经有超过 6 000 名青少年学生登录使用。1 100 余人加入"上海市健康促进志愿服务总队控烟志愿者分队"，控烟志愿者人数增加了 26%，充分激发和调动了青少年学生参与控烟活动的积极性和主观能动性。

　　在今后的工作中，"无烟上海"将继续加大青少年控烟科普力度，迎合潮流和需求，不断拓展完善功能，扩大在青少年群体中的影响力。用青少年感兴趣、听得懂、易接受的形式传播烟草烟雾危害，培育青少年无烟理念和文化，培养新时代的健康下一代。

（上海市健康促进中心　殷竹琰　陈　德）

媒体矩阵齐参与　多方联动聚合力持续强化深圳控烟执法工作

一　背景

2014 年 3 月 1 日，修订后的《深圳控烟条例》正式施行。2017 年 1 月 1 日起，深圳实现室内公共场所、室内工作场所、公共交通工具内以及部分室外区域全面禁烟。2019 年 10 月 1 日起，电子烟纳入管控，公共交通运输站楼行人出入口外侧 5 米范围内、公共交通工具室外站台和等候队伍所在区域禁止吸烟。

从 2014 年到 2023 年，深圳市慢性病防治中心持续开展《深圳控烟条例》执行效果评估。评估结果显示，禁烟场所存在烟头/烟味或违法吸烟情况逐年下降；网吧、游艺厅、酒吧、批发零售点等场所禁烟效果尚不理想；写字楼、地铁出入口、公交站台、餐厅等禁烟场所是市民举报投诉的重点场所。为提升公众控烟意识，强化场所管理者自觉守法，提高控烟执法威慑力，落实《深圳控烟条例》第二十四条之规定："报刊、广播、电视、通讯和网络等有关媒体单位应当主动发挥舆论引导和监督作用，按照规定免费开展控烟公益宣传活动，发布控烟公益广告"，深圳市控烟办联合相关执法部门，组织开展控烟执法"车轮战"，即控烟执法专项行动＋媒体直播报道，通过广泛宣传，强化并扩大专项执法行动效果。

二　主要做法

（一）多部门协作，建立控烟执法常态化机制

深圳市建立了以卫生健康行政部门为主导、多部门合作的控烟工作联席会议制度，明确了各部门控烟工作职责。通过加强控烟专项执法组织策划，强化部门联动，形成工作合力，提高全市控烟执法威慑力和社会影响力。在每一轮"车轮战"活动开展前，均会制订实施方案和工作细则，成立督查组，成员包括执法人员、控烟专家、媒体记者及控烟志愿者。督查组成

立后，深圳市控烟办会统一组织培训，每次活动参与人数控制在 20 人以内，分工明确，取证、处罚、宣传相辅相成。这种"执法部门＋控烟专家＋媒体报道＋志愿者协同"的执法模式目前共开展了 26 轮 158 场，推动了控烟专项执法工作的常态化，确保了控烟条例的有效执行。

（二）全媒体加持，打造控烟执法"网红"案例

深圳市控烟办多措并举，通过建立媒体控烟工作网络、开展媒体专项培训、组织策划媒体事件、评选优秀新闻稿等活动，不断加强媒体控烟能力建设。在执法过程中，强化宣传引导，使得控烟执法舆论氛围日渐浓厚。自 2017 年起，深圳市控烟办创新控烟执法模式，推出控烟执法"车轮战"专项行动，联合市公安局、市场监督管理局、卫生监督局、交通运输局等执法单位开展重点场所专项执法。执法期间，通过媒体跟踪直播的形式，电视、电台、纸媒、网络、新媒体等平台进行多频次集中宣传报道（图 4-3-1）。"车轮战"专项行动引起了社会广泛关注，取得很好的社会宣传效果，打造了多个国内"首例"典型"网红"控烟执法案例。

2018 年，坪山区对非法向未成年人出售烟草制品的商家开具了 3 万元的罚单。这是全国首例针对非法向未成年人售卖烟草开具的罚单，从而为严格查处向未成年人售烟违法行为开了个好头。2019 年，龙华区开出全国最高罚款的网吧控烟罚单，通过媒体宣传，取得很好的普法效果。2020 年，南山区开出全国首张电子烟实体店罚单，控烟执法从传统烟草产品覆盖到电子烟等新型烟草制品。这些控烟执法案例产生了良好的震慑效应和辐射效应。

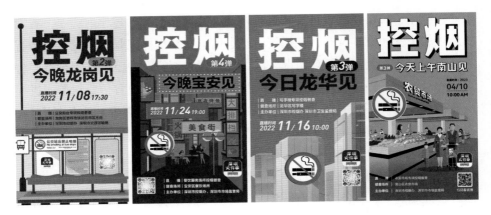

图 4-3-1　控烟执法"车轮战"宣传海报

（三）全民齐参与，提升控烟执法有效性

深圳市控烟办主导开发了"别抽啦"控烟小程序（图4-3-2）。该小程序集受理市民投诉、义工督查、认证培训、知识宣传、部门执法于一体，市民可通过控烟小程序直接进行违法吸烟投诉举报，控烟志愿者会对市民投诉举报的内容进行核实，并前往被投诉的场所进行现场督导；小程序也具备"邀新功能"，志愿者们可通过分享二维码来邀请市民参与志愿服务，实现全民参与、共同监督；此外，小程序还具备"一张图"的功能，通过标记市民的投诉地点来实现对违规吸烟情况的实时监督，并定期将违法吸烟"重灾区"共享给执法部门，由控烟执法部门针对高频被投诉的重点场所开展控烟专项执法，进一步提高控烟执法精准性和有效性。

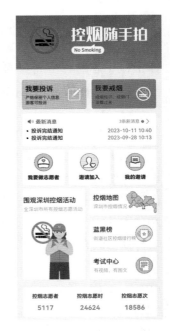

图 4-3-2 "别抽啦"控烟小程序

（四）志愿者跟进，提升控烟执法效能

充分发挥志愿者的社会监督作用，共推共促控烟执法行动。"别抽啦"小程序在接到市民投诉后，经深圳市控制吸烟协会工作人员审核通过后，系统会以投诉工单的形式自动分配给被投诉场所所属街道，由街道组长负责派给两名志愿者，志愿者接单后会前往被投诉的场所开展控烟督导和宣传教育工作，根据市民反馈的投诉详情进行核实，并对照系统的督导内容一一查看场所现场情况（图4-3-3），包括场所基本信息、禁烟标识张贴情况、是否有吸烟行为、场所负责人履职情况、吸烟点设置是否符合规范、有无烟草广告等，并对场所管理者和经营业者进行控烟宣传教育，派发宣传资料等，进一步明确场所管理职责，强化场所守法意识。在完成现场督导和宣传教育后，志愿者会通过小程序填写工单处理情况并反馈给市民，真正形成"市民投诉受理—志愿者接单—场所督导—处理结果反馈"闭环管理。

目前，在"别抽啦"小程序上注册、接受培训并通过考核认证的控烟志愿者已经超过5 000名，遍及深圳所有街道，真正实现了控烟志愿者服务网格化。

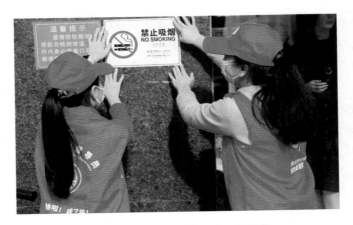

图 4-3-3　控烟志愿者开展现场督导

 成效

深圳市控烟执法"车轮战"定期开展，到 2023 年已持续 6 年。通过"执法部门＋控烟专家＋媒体报道＋志愿者协同"的形式，广泛宣传了《深圳控烟条例》，尤其对提升各类禁烟场所管理者控烟责任意识发挥了重要作用，营造了良好的无烟氛围；同时，深圳市控烟办定期统筹策划控烟执法专项行动，也强化了各执法部门控烟履职意识；媒体在深度报道过程中更加深刻理解了控烟立法和执法的重要意义，始终保持着较高的工作热情；控烟志愿者督导机制逐步完善，场所对控烟志愿者督导工作接受度明显提高，控烟志愿者体验到了更高的荣誉感。

在媒体传播方面，深圳市控烟办《深圳控烟执法"车轮战"效果研究报告》显示：2017—2020 年，传统媒体关于深圳控烟的新闻报道高达 3 900 篇，特别是网络媒体在报道控烟事件上积极踊跃。一些颇具影响力和受众喜爱的市场化报纸，对深圳控烟"车轮战"也进行了长期的报道。此外，自媒体作为舆论场的重要组成部分，一些粉丝量庞大的自媒体也对控烟"车轮战"给予了广泛关注。如"深圳大件事"公众号对深圳控烟"车轮战"进行了多达 30 次的推广，深圳市卫生健康委官方公众号"深小卫"推送了 70 余篇与深圳控烟"车轮战"相关的推文。新闻媒体的宣传在潜移默化中影响着市民对控烟的理解，逐渐形成一种创建"无烟深圳"的社会规范和共识。

在执法效果方面，2014 年 3 月 1 日至 2023 年 1 月 31 日，各执法部门累计出动执法人员近 140 万人次，检查场所超过 73 万处，处罚个人 133 321 人次，罚款 6 696 700 元；开具场所监督意见书 45 219 份，警告 7 683 份，罚款 63 宗，场所罚款超过 90 万元。《深圳控烟条例》执行效果评估显示：各类禁烟场所禁烟标识张贴合格率从 2014 年的 41% 提升至 2021 年的 86%，禁烟场所存在违法吸烟现象的比例降低至 16.9%，公众对无烟法律的支持度已超过 90%。2022 年深圳市成人烟草流行调查结果显示，15 岁以上人群吸烟率为 19.1%，提前实现了"健康中国 2030"目标。

（广东省深圳市慢性病防治中心　熊静帆　卢文龙

广东省深圳市控烟工作联席会议办公室　王　岭　林丽珊）

借助新媒体优势
打造控烟品牌传播项目

一　项目背景

　　"健康江苏·我为控烟发声"公益接力活动是江苏省控烟宣传工作的品牌活动（图4-4-1）。本活动以"人人为控烟发声"为宣传重点，利用新媒体强大的传播效能，尝试打造新媒体控烟宣传阵地，借助公众人物、公共卫生领域著名专家、学者的巨大影响力联动推广，在普通社会公众中打造一批控烟意见领袖，形成控烟理念在新媒体社交网络中的接力，突出"人人都是控烟意见领袖，人人都为控烟发声"的社会新风尚，这是江苏省在新媒体健康传播背景下一次有效的健康干预尝试与探索。

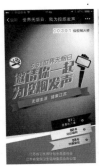 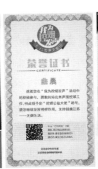 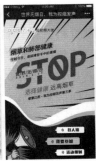 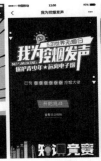 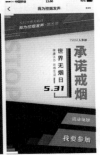

| 2017年首届尝试
参与人数：18万人次 | 2018年第二届引入行业大咖及明星代言
参与人数：42万人次 | 2019年第三届引入方言语音海报系统
参与人数：123万人次 | 2020年第四届更新为网络PK竞赛机制
参与人数：313万人次 | 2021—2022年第五、六届引入戒烟服务系统
参与人数：1388万人次 |

图4-4-1　历年"健康江苏·我为控烟发声"公益接力活动首页

二 设计思路及活动进展

（一）控烟公益海报自动生成软件（2017—2019 年）

2017—2019 年，"我为控烟发声"活动设计核心是基于网络平台的控烟公益海报自动生成软件——"我为控烟发声"H5 平台，该系统能为参与者提供自动生成精良海报的模板。参与者只需提供一张自己的个人照片，提交一份自己撰写的控烟宣言，即可生成一张以参与者个人形象为主画面的公益性控烟主题海报。系统鼓励用户将自动生成的主题海报上传至朋友圈，通过朋友圈分享等形式，将普通社会公众树立成控烟意见领袖，鼓励、引导身边的人勇敢地表达自己对二手烟的意见以及对无烟生活的向往。

2019 年"健康江苏·我为控烟发声"第三季活动在前两年的基础上进行了进一步升级，采用全新的主视觉设计和创新的体验。活动筹备期向全省关心控烟工作的广大公众征集控烟口号录音，在系统中引入了真实的声音元素，用方言的形式为控烟发声，充分体现各地独特的人文风情。

（二）保护青少年·远离电子烟危害网络 PK 竞赛（2020 年）

为配合 2020 年世界无烟日"保护青少年远离烟草产品和电子烟"宣传主题，活动项目团队组建多学科专家团队，结合国家卫生健康委公布的《电子烟危害核心信息》及相关文献资料，设计打磨竞赛题库及活动机制，在既往海报制作系统基础上，引入时下热门的网络 PK 竞赛机制。

全面升级的"健康江苏·我为控烟发声"H5 平台可随机全网匹配挑战对手，匹配成功后自动开启电子烟危害小知识对战答题。每次对战随机从题库中抽取 5 道题，每道题限时 10 秒，第一题至第四题答对可以加 20 分，最后一题答对可加 40 分，答错不加分。如果战胜对手，即可获得一次抽奖机会，同时系统会授予参与者"控烟大使"证书，在传播电子烟危害知识的同时，极大地提升了活动的互动性及趣味性。

（三）"和烟瘾做个了断"线上戒烟服务（2021—2022 年）

"健康江苏·我为控烟发声活动"不断升级功能内涵，在 2021—2022 年活动期间，推出"和烟瘾做个了断"专业戒烟服务工具。该系统基于 H5 平台设计底层架构，由公共卫生专家和戒烟门诊医生共同商讨制订系统干预流程和核心信息点。

用户通过完成系统精心安排的一系列干预任务，如"算一算：你因为吸烟花费了多少钱""测一测：你的烟瘾有多大""考一考：你知道多少吸烟对身体的影响""看一看：你对戒烟有哪些误解"等，激发用户戒烟的意愿，迈出戒烟的第一步。系统会根据评估结果，自动推荐用户所在城市的专业戒烟门诊。

本轮活动一方面极大地提高了使用者戒烟意愿，通过信息化的干预流程鼓励使用者迈出尝试戒烟的第一步；另一方面有效地整合现有戒烟服务体系资源，解决了专业戒烟服务利用率不高的问题。

（四）从融媒体视角出发，线上线下形成合力

为了提高"健康江苏·我为控烟发声"公益接力活动成效，项目团队在活动前期就引入了电视媒体、广播媒体及广告运营团队，共同参与活动的前期策划和软件设计，为产生更好的社会影响力和传播效能出谋划策，有效地提高传播方式精准度和传播效能。

一方面，逐年结合活动主题开发设计高质量传播材料。在筹备期完成控烟大使招募、宣传海报、折页及主视觉 VCR 设计制作；在活动前夕投放各类媒体平台，设置议题并形成舆论热点，推动公众参与控烟活动；在活动推广期加强信息化评估考核，活动总结阶段引入清博指数（新媒体大数据平台），引入效果评价，通过将传播指数、互动指数及相关资料提交情况纳入算法，优化评估考核的科学性、严谨性。

另一方面，借助国内外一线的行业领军人物及偶像的身份共同为控烟发声。项目团队在世界卫生组织、中国疾病预防控制中心大力支持下，邀请到一大批公共卫生领域著名专家、学者、影视明星为活动预热视频出镜，借助公众人物、公共卫生领域著名专家、学者的巨大影响力，鼓励、引导公众勇敢地表达自己对二手烟的意见，表达对无烟生活、健康生活的向往。

同时，活动推广前后，全省各地借助"健康江苏·我为控烟发声"品牌效能，搭建平台、省市联动、部门协作，利用新老传播形式形成合力，开展了大量的宣传推介活动，进一步提高"健康江苏·我为控烟发声"知名度，线上线下联动，积极探索在疫情防控常态化下的控烟宣传干预模式。

三　成效及展望

"健康江苏·我为控烟发声"系统是功能齐全、内涵丰富的控烟新媒体

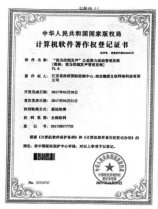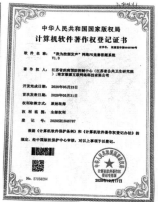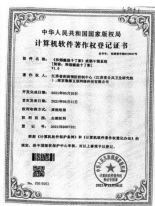

图 4-4-2 "健康江苏·我为控烟发声"系统获多项计算机软件著作权证书

平台，在不断升级迭代中，荣获多项国家版权局授予的"计算机软件著作权证书"（图 4-4-2）。

该系统凭借其信息化的优势，广泛传播控烟相关知识与技能。在江苏省爱卫会、江苏省疾病预防控制中心的逐年打磨下，全省各级行政层面及控烟专业机构高度重视、层层发动，截至 2022 年 7 月 14 日，活动已吸引了1 884 万人次参与，参与者遍布全国各个省份，为提升控烟工作社会影响力，积极促成"无烟生活"社会共识，有效控制江苏省青少年及成人吸烟率做出了重要贡献；同时，也为江苏省控烟干预团队在媒体融合发展背景下掌握健康传播规律、寻求控烟相关传播内容和形式的突破创新积累了丰富的经验。

下一阶段，"健康江苏·我为控烟发声"公益接力活动将进一步尝试创新控烟传播方式，争取使信息传播方式及内容适合不同的社会群体；同时，充分利用大数据统计及舆情监测数据，重点关注人民群众最为关注的控烟话题和最想了解的烟草危害知识，以发挥更大的传播优势，达到更好的健康传播效果。

（江苏省疾病预防控制中心　曲　晨）

控烟立法 宣传先行

 背景

《北京控烟条例》于 2015 年 6 月 1 日起正式施行，至今已经 8 年多。《北京控烟条例》的实施取得了显著成效，全市控烟工作不断深入推进，控烟理念不断深入人心，无烟环境建设已成为市民的共识。15 岁以上人群吸烟率由法规实施前的 23.4% 下降到 19.9%，吸烟人群减少了 63 万，提前完成"健康北京行动"提出的"到 2022 年 15 岁以上人群吸烟率低于 20%"的目标。

2015 年，世界卫生组织授予北京市政府"世界无烟日奖"，并多次邀请北京市有关专家参加国际会议介绍控烟经验。回顾控烟立法的全过程，许多因素促成了这部曾被媒体称为"史上最严的控烟法规"，而控烟宣传则起到了明显的先期引导作用，并贯穿始终。

二 主要做法

（一）立法前，拓展控烟宣传渠道和行业宣传渠道

立法、执法、守法三环节之中的关键是立法。北京作为国际化大都市，倡导制定一部符合《公约》精神、符合首都功能定位、切实保护市民健康的控烟地方性法规，是这个时期控烟宣传的核心内容。

首先，不断拓展控烟宣传渠道。北京市爱卫会成员单位、各类社会组织充分利用自身优势、把握关键时期、突出宣传重点，开展贯穿全年的控烟宣传工作。利用世界无烟日、世界卫生日等时间节点，以公交车、公交站台、地铁站台、楼宇电视等为渠道重点，广泛开展控烟宣传。运用铁路 12306 短信提醒，机场航站楼数码灯箱宣传媒介，向进京旅客推送控烟知识；围绕冬季室内吸烟现象增多特点，在户外大屏，以及政务、社区的楼宇电视播放控烟公益广告。

其次，持续发挥行业宣传作用。北京市爱卫会、卫生健康委围绕每年世界无烟日宣传主题，要求辖区各机关、各区、各相关部门开展形式多样的宣传活动，召开无烟城市建设论坛，积极倡导"无烟使城市更美丽"，推动全市控烟工作持续向好发展。在京国家机关带头开展无烟办公环境建设。北京市教育委员会按照"无烟学校"标准，开展青少年控烟专项行动，指导各中小学开展控烟工作。北京市妇女联合会把控烟和"最美家庭"评选相结合，激励家庭成员戒烟。市场监管部门对各类经营主体进行宣传教育，要求烟草制品零售商自觉做到不向未成年人出售烟草制品。通过各种新媒体发布权威信息及典型案例，各部门有针对性的控烟宣传进一步提高了全社会对烟草危害的认识，凝聚了全面无烟立法的共识。

（二）制定控烟地方性法规过程中掌握舆论主动权，全民参与

控烟地方性法规从立项到人民代表大会（以下简称"人大"）三审通过整整持续了一年。在此过程中各种利益交织、不同观点博弈。动员民众参与、掌握舆论主动权是推动立法的核心要义。召开新闻发布会、专家研讨会，利用主流媒体对热点问题专题讨论，借助专家影响力不断发声，鼓励市民积极参与。

北京市人大会同相关部门进行了广泛调研，首次实行专家预案研究、四次征求全社会意见、热点问题网上公开讨论，难点问题实地调研，仅就北京首都国际机场取消吸烟室问题，就先后组织了6次现场研讨。北京市爱卫会组织制作的宣传短片《"烟"重警告》，在各类控烟研讨会、座谈会上播出。在广泛宣传和深入调研的基础上，明确了控烟立法在目的上要坚持以保护人民健康权益为出发点和落脚点；在范围上要坚持全面控烟、严格控烟的原则；在责任体系上坚持共同治理的理念，促使《北京控烟条例》最终达到凝聚社会共识、与《公约》接轨的目标。

（三）法规实施前，"三步走"落实控烟地方性法规

法规施行前有半年的准备时间。按照《北京控烟条例》制定的"政府与社会共同治理、管理与自律相结合"的工作原则和市人大提出的"法既出，出必行，行必果"的工作要求，全市制定了落实控烟法规三步走的工作思路：首先形成落实法规的社会氛围；再逐步养成室内禁止吸烟的法律意识；最终形成健康文明的生活方式。三步走的先导是全覆盖的全民宣传。为此，

北京市爱卫会组织专家提出了宣传要点，编写了培训教材，举办了高级师资培训班，先期培训了 700 多名各行业、各区县的业务骨干，并按计划开展了市、区、单位三轮控烟培训。

为达到良好的宣传效果，全市以《北京控烟条例》施行倒计时为时间表，有计划地开展了 5 轮大规模控烟宣传活动。倒计时 50 天启动全市控烟宣传暨控烟手势评选活动，各主要媒体追踪报道，近 300 万市民参加投票。倒计时 20 天，北京市爱卫会、市卫生健康委向市民发出"依法控烟　爱在身边"的公开信；以"卫生监督、无烟生活"为主题，聘请一批知名人士担任控烟形象大使，拍摄制作系列控烟海报，向街道、社区、单位等公共场所投放 22 万套。特别是倒计时 1 天暨世界无烟日，国家卫生健康委、北京市政府、世界卫生组织等八部门在鸟巢联合举办"世界无烟日暨《北京控烟条例》施行启动"大型宣传活动，在鸟巢外侧悬挂 6 幅巨型控烟标志，彰显"无烟北京"良好形象，在国内外引起强烈反响。《北京控烟条例》实施前大规模的宣传活动，不但使广大市民了解控烟法规的内容，同时激发出其参与控烟活动的热情，为后续法规实施奠定了坚实基础。

（四）法规实施后，各种媒体持续关注和广泛宣传

2015 年 6 月 1 日后，随着《北京控烟条例》正式实施，媒体关注热情不减。控烟专题的网络平台和 APP，以及"无烟北京"公众号、北京控烟联盟，随时都在传递信息。报纸、电视、广播、网络从不同视角报道控烟法规实施的进展情况。仅北广传媒移动 TV 单日受众就超过 1 000 万人次；北京电视台 10 个频道每天平均播放控烟宣传片，连续播出两个月；北京广播电台每天播放控烟提示语。各类海报、条幅、社区宣传栏、区县电视台等都在宣传《北京控烟条例》，北京市卫生健康委、爱卫办每月向社会报告进展情况。7 月 3 日，北京市政府新闻办举行《北京控烟条例》施行一个月新闻发布会。

三　成效

控烟立法先导在宣传，成功在民意。中国人民大学舆情监测显示，《北京控烟条例》实施前后三个月，相关报道总量达到 11 295 条，覆盖受众超过 5 亿人次，称本次控烟地方性法规的宣传是近年来一次成功的社会倡导实

践。中国控制吸烟协会等部门调查显示，民众对《北京控烟条例》的知晓率达到了 86%，对控烟立法支持率达 93%。以宣传为先导，实现立法公开、全民参与、科学严谨，成为北京市制定控烟地方性法规的鲜明特色。

（北京市健康教育协会　刘泽军）

我为重庆"画"无烟 你为无烟"添"法规

一 背景

支持性的社会舆论环境是这场无烟立法保卫战中不可失去的阵地。为顺利推进制定无烟地方性法规进程，2020 年重庆市健康教育所实施了一系列措施，联合新探健康发展研究中心发起了"我为重庆'画'无烟"的特色宣传活动，旨在唤起大众对"无烟重庆"的期待，从社会层面为无烟立法营造良好社会支持环境，助力重庆市无烟地方性法规的顺利通过。

二 主要做法

为了做好这一场特色宣传，我们围绕目标分了三个阶段，每个阶段又分了多步走。

（一）精心筹备，广泛征集无烟海报设计

第一步，组建工作团队，拟定工作方案。2020 年 5 月初，重庆市健康教育所联合新探健康发展研究中心发起"我为重庆'画'无烟"控烟宣传活动，迅速成立工作团队，拟定宣传方案初稿，并通过多次远程会议沟通讨论，确定最终方案。

第二步，发布活动信息，开展双向征集。5 月底至 7 月初，以世界无烟日为起点，通过线上、线下双渠道，发起"我为重庆'画'无烟"作品征集活动。线上，主要由"庞门正道"公众号联合全国优秀设计师社群，为即将到来的"无烟重庆"设计室内公共场所全面禁烟的手绘海报、插画等作品。线下，联合四川美术学院，动员师生共同创作形式多样的美术作品，展现对城市发展的关注，对市民健康的关注。为避免作品内容偏题，主办方对征集海报做了核心信息的规定，主要包括三个方面：一是烟草烟雾中含有至少 69 种致癌物，可导致多部位恶性肿瘤、严重呼吸系统疾病、心脑血管疾病

和其他慢性病，严重威胁公众健康；二是保护公众不受二手烟危害的唯一有效方法是通过立法实现所有室内公共场所、室内工作场所、公共交通工具全面禁烟；三是制定无烟地方性法规将保护重庆市约 3 200 万市民的健康，公众期待和支持"无烟重庆"的到来。

第三步，评选优秀海报，线上展示宣传。经过历时一个月的征集、评选，共征集 3 000 余幅海报作品，评选出 600 多幅优秀无烟海报，并通过"庞门正道"和"重庆健康科普"（原重庆健康教育）公众号进行首轮线上展示。

（二）联合发力，开展线下海报巡展

2020 年 7 月至 8 月，重庆市健康教育所将征集到的作品进行了为期一个月的线下展出，并联合官方网络平台及重庆本地媒体发起互动活动，动员公众表达对重庆室内全面禁烟的支持。

第一步，线下首展，隆重亮相。7 月 28 日，由重庆市健康教育所、新探健康发展研究中心联合主办的"山城新风尚·无烟重庆好——我为重庆'画'无烟主题海报巡展"正式启动。这是本次控烟海报的正式亮相，同时也是巡展的第一站。600 多幅以"无烟重庆"为主题的海报作品展出，旨在让更多重庆市民认识到二手烟危害和室内公共场所全面无烟的重要性。重庆市卫生健康委、重庆市健康教育所、四川美术学院等相关单位领导和有关人员、志愿者代表、市民代表以及媒体记者等约 1 000 人次参加了现场活动。此外，世界卫生组织驻华代表处、中国疾病预防控制中心控烟办公室、新探健康发展研究中心也通过视频连线的方式参与了发布会。与此同时，活动还通过网络平台进行线上直播，吸引万余名网友参与。活动现场共设置三个控烟主题展区，市民在志愿者的引导下进行参观，并纷纷参与网络平台上的话题讨论。

第二步，巡回展出，持续宣传。8 月 1—17 日，"我为重庆'画'无烟"主题海报展还在重庆市人流密集的街道巡回展出，进一步宣传吸烟和二手烟对健康的危害，唤起公众对"无烟重庆"的期待，营造良好社会氛围。

（三）持续推动，二次传播优秀海报作品

"我为重庆'画'无烟"主题海报巡展结束后，为了形成持续宣传效果，重庆市健康教育所将该活动的信息进行整理并二次传播。

第一步，扩大宣传报道。主办方整合线下展和线上活动收集到的公众对无烟重庆的期待和支持的声音，在各大媒体进行宣传报道，并将活动总结报告提交给重庆市人大和重庆市卫生健康委，让负责无烟立法的相关部门和领导能看到群众的愿景，听见群众的呼声，直接助力制定无烟地方性法规的进程。

第二步，机关、社区先行。自2020年起，重庆市健康教育所还开展了50余场无烟海报进机关、进社区巡展活动，争取帮助广大机关、社区干部树立无烟的健康生活理念，起到控烟表率作用，从而带动广大群众知行合一。

第三步，形成重要宣传资源库。将活动所评选出的优秀海报进行分类存档，作为控烟宣传的重要资源库，在每年的重要宣传时点，如世界无烟日、爱国卫生月、肿瘤宣传周、慢阻肺宣传周、元旦和春节前后等，筛选符合主题的海报进行宣传（图4-5-1~图4-5-3）。

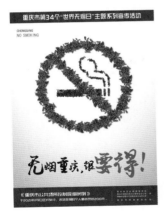

图4-5-1　无烟重庆·城市情怀系列

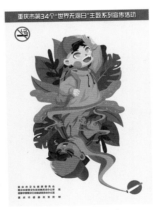

图4-5-2　无烟更美好

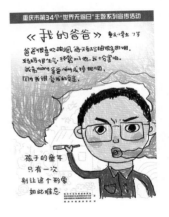

图4-5-3　我的爸爸

（三）成效

本次"我为重庆'画'无烟"主题宣传活动，共征集3 000余幅无烟海报，评选和展出600余幅优秀海报，开展现场巡展4场，累计覆盖约3 200万人次。通过此次活动，重庆市健康教育所获得并整合了多方社会资源，为助力重庆市制定无烟地方性法规形成了有力的宣传造势效果。

四 体会

公共场所控烟是一项长期而复杂的社会性工作，立法只是第一步，还需要全社会的参与，包括人们所在的社区、与控烟有关的志愿者组织等。

通过整合利用各方资源、设计专项宣传活动，开展有针对性的大众控烟宣传、积极发动群众广泛参与，有效地普及了吸烟和二手烟危害相关知识，提高了大众对全面无烟重要性的认识，从而营造了支持全面无烟的社会舆论氛围。

（重庆市健康教育所　代佳男　秦　天）

控烟展览进校园　吸烟危害入人心

 背景

　　海南省陵水黎族自治县深入贯彻落实《健康中国行动（2019—2030年）》和《健康海南行动实施方案》，全县党政机关、单位均广泛参与，取得一定成绩。但在《2020年度海南省健康城市（县城）建设评价报告》中，陵水黎族自治县健康人群版块得分较低，控烟工作始终存在薄弱环节，青少年学生对吸烟、二手烟及电子烟危害缺少认知，15岁以上人群吸烟率有上升趋势。为更好地贯彻落实控烟工作，陵水黎族自治县爱国卫生服务中心（以下简称"爱卫服务中心"）结合卫生城市、健康城市和健康促进县（区）建设工作，以"中国控烟校园行"和世界无烟日为契机，联合多方开设控烟展厅，组织开展控烟巡回展进校园活动，取得了较好效果。

二 主要做法

　　陵水黎族自治县爱卫服务中心通过无烟学校创建工作，深入各学校、托幼机构进行技术指导和走访调研，了解师生的烟草使用情况和烟草防控意识，发现青少年学生对烟草危害缺少必要的认知，尝试吸烟的学生人数较多。为此，在县领导的支持下，县爱卫服务中心组织开展控烟展。

（一）多方协作，精心筹备

　　县爱卫服务中心经过深入调研走访，在多次征求县教育局和县城乡规划展览馆意见后，最终决定在县城乡规划展览馆开设控烟展厅，并配备专业讲解员。在省健康宣传教育中心的指导下，根据2020年世界无烟日控烟倡导活动，按照场地大小制作了适合的展板，展板内容主要参考了新探健康发展研究中心研制的控烟漫画宣传材料。为开设控烟展，县爱卫服务中心精心制订了活动方案。在多方的共同努力下，控烟展厅于2021年10月27日正式开放。同时，为实现到2022年底陵水黎族自治县建成100%无烟校园的目标任务，陵水黎族自治县专门成立控烟领导小组，成员单位县教育局于2021年下发了陵水黎族自治县无烟校园建设方案，大力开展无烟校园建设工作，并委托专业技术团队进行监督，指导创建工作，有效推进建成无烟校园任务。

（二）强化组织动员，建立宣传阵地

在控烟展厅开放当天，县爱卫服务中心联合县教育局举办陵水县教育系统无烟学校培训班，邀请中国疾病预防控制中心控烟专家授课，并为控烟展厅开放进行剪彩和宣传造势。在2021年10月27日—11月10日期间，共选取县域内10所中小学校，每所学校随机抽取100名学生，共计师生1000余人参展学习。控烟展采取现场讲解和自行参观的方式进行，展览内容图文并茂，生动形象地向青少年传达烟草危害健康意识，深入普及电子烟危害知识。同学们纷纷表示拒绝烟草，从我做起，树立远离烟草的意识，共同营造绿色健康环境。通过积极宣传吸烟有害健康的科学知识和国家控烟工作的有关法律法规，学生在家带动家长遵守，不在公共场所吸烟，起到"小手拉大手"宣传和监督作用，让青少年在无烟环境中成长。活动赢得广大师生的一致好评和支持。

（三）控烟巡回进校园，践行"中国控烟校园行"

为进一步加强青少年控烟工作，营造青少年远离烟草烟雾的良好环境，陵水黎族自治县爱卫服务中心再次联合县教育局，以"中国控烟校园行"和世界无烟日为契机，通过线下控烟巡回宣传展进校园的形式，践行"我是控烟卫士，共建健康中国"的主题活动。为进一步保护师生健康，扩大影响范围，在2022年5—7月控烟巡回宣传展期间，选取30所中小学校巡回开展控烟宣传展活动，直观、详细地让广大师生了解吸烟、二手烟及电子烟危害，树立"每个人都是自己健康的第一责任人"的观念，在心底深深埋下拒烟、控烟的种子，推动无烟学校建设工作全面开展。本次观展师生共计6千余人，相较于前一次的控烟展活动，本次控烟巡回宣传展直接进入校园，受众范围更广、影响更加长远。

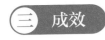

三 成效

（一）全面建成无烟校园

通过开展控烟展览进校园活动，陵水黎族自治县高质量完成了2022年无烟学校创建工作。截至2022年12月15日，陵水黎族自治县无烟校园建成率100%，营造了健康共治、共建、共享的无烟校园环境。

（二）建立控烟宣传阵地，营造浓厚无烟氛围

陵水黎族自治县爱卫服务中心联合教育局和城乡规划展览馆建设控烟宣传基地，推广控烟巡回展进校园等活动的做法，全面营造无烟学校浓厚氛围，大力普及吸烟有害健康知识，增强自我保健意识和能力，有效帮助引导教职工和学生中的吸烟者主动戒烟，营造了一个无烟、洁净、清新的生态校园，创建了一个文明、健康、和谐的育人环境。

四 思考

烟草危害是当今世界最严重的公共卫生问题之一，大多数吸烟者是在青少年时期即开始使用烟草的。在控制增量和减少存量之间，我们更应关注控制增量，特别是要关注儿童青少年。我们应重点加大力度针对烟草销售和广告宣传进行规范管理，并且要全面推进无烟立法，不断加强对儿童青少年的控烟宣传教育，让学生更深入地了解吸烟对身心健康造成的极大危害；同时也发挥小手拉大手的作用，减少存量。

（海南省陵水黎族自治县爱国卫生服务中心　王曼郎

海南省健康宣传教育中心　吴英锋）

第五篇

烟草流行监测篇

《公约》第 20 条指出"缔约方应将烟草监测规划纳入国家、区域和全球健康监测规划，使数据具有可比性，并在适当时在区域和国际层面进行分析"。健康中国行动控烟行动明确要求"建立监测评估系统，定期开展烟草流行调查，了解掌握烟草使用情况"，并提出到 2030 年 15 岁以上人群吸烟率下降至 20% 的预期目标。连续、动态开展烟草流行监测并对监测数据进行分析，对制定实施控烟政策措施及评价控烟进展和效果具有重要意义。

自 1984 年开展第一次全国烟草流行专项调查以来，我国陆续开展了多次成人烟草流行调查、大学生烟草流行调查、中学生烟草流行调查、烟草控制政策评估研究调查和城市烟草流行调查等，调查人数超过 200 万。调查样本从具有国家代表性到兼具国家和省级代表性，逐步建立了较为完善的、全方位和立体的烟草流行综合监测体系，在全面掌握我国不同特征人群烟草流行水平、科学评估国家和地方控烟工作中发挥重要作用。2021 年，我国的烟草监测工作被世界卫生组织评为"最优"等级。2023 年，国家统计局《烟草流行监测统计调查制度》发布，为连续、动态开展中国烟草流行调查提供了政策支持。

本篇从监测体系构建、监测能力提升、监测数据促进无烟法规实施、监测评估助力无烟城市建设等方面选取了 3 篇案例，以期通过案例的形式凝练好的做法，为我国烟草流行监测工作高质量开展、监测评估数据应用、助推控烟政策的制定和有效执行等提供参考和支撑。

构建烟草监测体系 服务健康北京建设

一 背景

烟草监测是世界卫生组织基于各国控烟履约现状和经验提出的六项控烟策略中的重要一项。连续、动态地开展烟草流行监测并对数据进行分析，是及时准确评价控烟政策、控烟进展和效果的重要手段，更是推动控烟措施出台、提升控烟宣传和干预精准性的基础。

2014 年 11 月 28 日，北京市出台了国内首个最接近《公约》及其实施准则要求的城市层面的控烟立法——《北京控烟条例》。为贯彻落实好《北京控烟条例》，北京市积极推进各项控烟举措。2017 年以来，成人吸烟率被列入《"健康北京 2030"规划纲要》和《健康北京行动（2020—2030 年）》，成为健康北京建设的主要指标，无烟环境建设营造行动成为健康北京二十项行动之一。为了持续做好全市控烟工作，为《北京控烟条例》实施及健康北京建设提供坚实的数据支持，北京市自 2014 年起，提前谋划、不断优化，持续构建和完善烟草流行监测体系。

二 主要做法

（一）提前构建体系，设计有序监测的路径

早在 2013 年，北京市在推进《北京控烟条例》出台的过程中，就开始着手搭建烟草监测体系。2013 年，在中国疾病预防控制中心控烟办公室的支持下，开展了首次青少年烟草流行监测（此后又分别于 2019 年和 2021 年开展）。2014 年，《北京控烟条例》实施前，针对 15 岁以上人群开展了首次具有全市代表性的成人烟草流行调查，以便提前了解公众认知，有针对性地采取措施促进《北京控烟条例》平稳"落地"。在《北京控烟条例》实施后一年，又及时开展了第二次监测，为《北京控烟条例》实施效果的评价提供了客观的数据支持。从 2019 年起，根据北京市政府工作要求，确定了成人

烟草调查的周期为每两年一次，逐步形成了较为完善的烟草监测体系，为有序开展监测提供了路径。

此外，重点场所环境监测也是北京市烟草监测体系的重要组成部分。在《北京控烟条例》实施前后，北京市开展了中式餐馆、医疗卫生机构等场所的环境烟草烟雾测定工作，通过以点带面的环境评价反映了北京市控烟法规的实施效果，也更加直接地推动了各类重点场所的控烟工作。

（二）充分保障资金，奠定持续监测的基础

北京市政府高度重视控烟工作，充分认识烟草监测的重要性，对监测工作给予资金保障。为保证监测调查工作的顺利实施，在每个监测年，北京市疾病预防控制中心健康教育所（以下简称"北京市疾控中心健教所"）均从市财政经费中申请至少100万元的监测专项经费。同时，统筹使用基本公共卫生服务专项资金，为监测启动后的社会动员、调查培训、现场调查与督导等系列工作的有序实施提供了充足的经费保障。

（三）明确纳入考核，健全常态监测的机制

北京市将烟草流行指标纳入各类绩效考核，为监测工作的顺利推进提供了一定的政策保障。2017年起，北京市将烟草流行监测工作纳入国家基本公共卫生服务项目工作内容。

烟草流行监测水平作为北京市卫生健康委的绩效考核指标之一，纳入市对区的政府年度绩效考核，还作为重点考核指标纳入健康促进区、慢性病综合防控示范区等专项工作考核。在烟草流行监测年，北京市疾控中心健教所会将烟草流行监测列入年度重点工作任务，并纳入当年对各区开展的业务考核中。

（四）广泛宣传动员，营造监测有序推进的氛围

监测数据来源于对调查对象提供信息的采集，真实的监测数据离不开调查对象的理解与配合。每次正式开始调查前，北京市都会从市级、区级、社区/学校三个层面进行广泛的宣传动员，力争取得调查对象的支持与配合。

市级层面，通过市级报纸、电视台、网络等大众媒体进行广泛宣传。2019年，北京市疾控中心健教所专门拍摄了一部宣传片——《用脚步丈量的数据》，讲述了一名调查员克服种种困难入户开展成人烟草调查的故事，

以期让更多的市民朋友了解调查意义和过程，对烟草监测工作给予更多的理解和包容。区级层面，各区通过辖区各级媒体、公众号等进行宣传动员。如丰台区邀请电视台对调查工作进行实时跟踪报道，延庆区通过人大代表进行呼吁动员。社区 / 学校层面，利用辖域网络平台、广播报道监测工作信息，通过宣传栏张贴海报，以及发放告知书等多种形式进行告知。

正是这样多层面、多维度的社会动员，为获取科学、有效的数据营造了良好的氛围，奠定了良好的基础。据统计，4 次成人烟草调查的应答率均达到 90% 以上。

（五）抓实每个环节，提升监测效率和质量

科学严谨的烟草流行监测涉及环节众多，统一培训、绘图列表、知情同意、现场调查、质量控制等任何一个环节被忽视都会直接影响监测的质量，进而影响北京烟草流行数据的科学性和准确性。早在 2014 年底，北京市首次完成全市成人烟草调查后，北京市疾控中心健教所立即开展了调查工作的专项评估。评估工作涉及调查员配备与培训、调查实施与质控等方方面面，主要通过开展调查员、质控员全员问卷调查和访谈，深入居民家庭开展调查复核等方式进行。通过评估及时总结实战经验，形成评估报告，为后续各项监测工作的规范化实施积累了丰富的技术储备。此后，每年完成监测工作之后都会组织开展工作交流沟通会，总结经验，研究如何进一步做好、做实、做细各个监测步骤和环节。在实施监测的年份，在统一调查员和质控员培训、规范市区督导流程、优化调查设备和工具等方面下功夫，持续推进监测工作高效率、高质量、可持续发展。

三 实施路径

（一）完善方案工具，确保调查权威性

北京市疾控中心健教所作为专业机构负责北京市烟草流行监测方案的制订。每一次监测，北京市都以国家监测方案和问卷为基础，结合北京实际做出适当调整，再经多轮专家咨询与研讨，最终确定监测方案。北京市的监测方案有以下 2 个突出特点。

1. 基于科学性确定样本量 北京市人群烟草流行监测均在国家监测样本量的基础上，扩大至具有北京市代表性的样本量。北京市成人烟草调查覆

盖全市 16 个区 50 个街乡 100 个村居的 10 000 户及以上家庭。青少年烟草流行监测覆盖全市 16 个区，从最初覆盖初中学校，不断扩大到 2021 年覆盖初中、高中和大学教育阶段。为保证环境烟草烟雾监测的科学性和可行性，各类场所样本的确定均采用多阶段分层抽样设计。例如，中式餐馆烟草烟雾监测，先是按照城乡分层，再按照大、中、小型餐馆分层抽样确定监测点位。科学足量获取监测样本，确保了监测的科学性和权威性。

2．遵循标准化设计问卷　以世界卫生组织全球成人烟草调查（TQS）核心问卷为基础，紧紧围绕《北京控烟条例》适当增加北京特有的内容。各监测年的问卷既在核心问题上做到了连续性，又呈现出各自的侧重点，能够顺应北京市控烟工作发展，反映不同时期的特色与需求。

（二）强化调查培训，确保调查规范性

经过几轮的监测，业已培养出一支从市、区到街乡、社区（村居），具有过硬专业技术能力的调查队伍，确保了调查的标准、规范和统一。

1．形成标准的培训模式　在现场调查前，北京市会举办统一的系列调查培训班。培训采用小班制，人数严格控制在 100 人以内。因涉及调查员、质控员及陪访员的数量庞大，常采用分区域培训的方式。对项目工作人员实施一级培训，使用统一的教材。除常规的监测方案、问卷和调查方法外，专门增设了既往现场调查常见问题分享环节，结合既往现场曾经出现的一人户比例较高、回答时间短、非真实回答、合并题目提问等问题，提出首次调查进行市级现场督导、对问题较多的监测点约谈调查相关人员，以及加强督导与复核等应对措施。同时，也会简要介绍既往烟草流行监测结果，让调查相关工作人员认识到自己工作的意义和价值。

2．形成严格的考核模式　在方案和技能培训之后，精心安排了现场模拟演练环节，通过调查情景模拟和设备使用操作切实提升调查人员的现场调查能力，让调查员完成从懂到会的转变。调查员还要逐一接受严格考核，通过考核后将获得调查员证，作为其参与监测工作的身份认证。

3．形成统一的形象辨识　北京市烟草流行监测的现场调查员主要由社区卫生服务中心／站的医务工作者或社区的工作人员组成。北京市为调查员统一配发了工作证、红马甲、背包等物资，增加其辨识度，让社会大众感受到调查的规范性和专业性，进一步提升配合度。每逢烟草调查季，在北京的大街小巷，红马甲已成为一道靓丽的风景线。

经过扎实的培训，调查人员熟练掌握了各项调查技术，能高效完成监测任务。目前，这支队伍已经能够承担各种大规模人群监测，成为落实各项政府调查任务的坚实力量。每次监测结果的发布，一方面告知社会大众，另一方面为政府制定控烟政策提供数据支持，同时也是对监测队伍自身的认可和激励。

（三）优化质控方法，确保调查准确性

北京市疾控中心健教所在数据采集平台管理、督导与质控等方面坚持做到科学严谨、高效规范，以确保现场调查质量。

1. 优化信息采集平台　北京市在既有信息采集平台的基础上，不断完善数据采集系统。陆续增加调查录音、个人问卷完成时长、家庭户为一人户比例、基础信息逻辑关系提示（如文化程度与职业关系）等关键数据指标统计，并可以最小抽样单元为单位显示。这为市、区质控员实时了解各调查单位工作进度、调查质量，及时进行重点质控，以及保障调查质量提供了极大便利。

2. 实施两级督导制度　完善市、区两级督导的工作机制，市级要求现场督导覆盖所有区，电话复核 10% 的被调查对象；区级现场督导覆盖所有监测街乡，电话复核 10% 的辖区被调查对象。现场调查主要督导内容包括：调查员是否严格按照方案要求进行资料收集、社区陪访员是否到位并按要求陪访等。建立了市级调查工作群，各督导组及时反馈现场问题，迅速予以解决，并提醒其他监测人员注意。

3. 规范数据比对分析　采用双人双机进行数据清理、分析和结果比对，确保数据结果准确。在初步数据报告基础上，通过专家研讨、历年数据比对，形成最终的烟草流行监测报告。

四 特色与亮点

（一）构建全方位、立体化的监测体系

北京市建立了国内首个省级烟草流行监测体系，并持续开展监测。监测覆盖了学生群体及成人，基本涵盖了所有可能有吸烟行为的人群。除了人群监测，北京市的烟草监测体系还包含有环境烟草烟雾监测。对环境开展监测和客观评估，有助于掌握北京市无烟环境建设的一手信息和资料。

（二）固化连续性、常态化的监测机制

烟草监测是专业机构的工作职责，能为政府决策提供技术支持和参考依据。由于政府的重视，烟草监测已经成为北京市控烟工作的重要组成部分，开展烟草流行监测已经成为常态化工作，定期持续监测的工作机制已经形成。

（三）形成客观性、专业化的评价指标

2014—2021 年开展的成人烟草调查，其监测结果为北京市政府科学评价《北京控烟条例》实施效果提供依据，为制订控烟工作计划、出台控烟措施提供专业建议，为无烟北京建设提供专业数据支撑，也为全市各区乃至全国其他省份开展烟草流行监测提供经验及借鉴。以北京市烟草流行监测为基础，各区分别开展了具有区级代表性的控烟监测，为各区相关健康政策的制定和实施效果评价提供科学依据。

五　成效

北京市烟草监测结果得到广泛应用，监测获得的青少年及成人烟草流行数据被纳入政府健康白皮书——《北京市人群健康状况报告》中，同时被应用到健康北京"十二五"发展规划、健康北京"十三五"发展规划，以及健康北京行动的评估之中。另外，在每个监测年，北京市爱卫办均会召开新闻发布会，及时向社会统一发布监测结果。通俗的数据解读，加上新闻媒体的大力宣传报道，进一步提升了北京市民对于控烟工作必要性的认知。

高质量的监测也获得了国内外高度认可。2014 年首次开展的北京市成人烟草调查，获得了北京市控烟立法实施前的基础数据。因调查的高质量完成，北京市获得了世界卫生组织授予的西太平洋地区"健康城市最佳实践奖"，并在健康城市联盟的 100 多个城市中推广。以监测为核心技术之一的《北京市控烟政策出台、实施及效果评价的示范性研究》项目荣获 2021 年中华预防医学会科技奖三等奖。

六　体会

烟草监测是一项多方协作的系统工程。北京市烟草监测工作的顺利、有

序、高质量开展，离不开政府的高度重视，离不开中国疾病预防控制中心控烟办公室的大力支持，得益于市区专业技术机构的科学指导、严格把关，更得益于基层卫生工作者、社区工作者的辛勤付出。大型现场调查任务重、难度大、要求高，没有捷径可循，唯有依靠调查员顶着烈日暴雨，走街串巷，挨家挨户敲门走访完成。

烟草监测是一项质量为王的硬核工程。质量是监测数据价值的生命线，高质量的烟草监测是科学评价、推动控烟策略和措施的实施，展示和提升控烟工作成效的重要手段。下一步，北京市将继续坚持首善标准，不断优化监测体系，强化调查质量控制，让监测发挥更大的效用和价值，助力无烟北京、健康北京建设。

（北京市疾病预防控制中心　刘秀荣　石建辉）

以监测评估促无烟法规施行

一 背景

2014 年 3 月 1 日，修订后的《深圳控烟条例》正式施行，并于 2017 年 1 月 1 日起实现室内公共场所、室内工作场所、公共交通工具内以及部分室外区域全面无烟。控烟条例实施效果如何，有哪些不足之处，有哪些改进措施，这些问题都需要通过监测评估来回答。《深圳控烟条例》明确"控烟工作实行政府主导、分类管理、场所负责、公众参与、社会监督的原则"，卫生健康主管部门是控烟工作的主管部门。为科学评估《深圳控烟条例》的实施效果，受深圳市控烟办委托，深圳市慢性病防治中心自 2014 年起，每年都会在全市范围内抽取 1 300 余个不同类别的禁烟场所开展控烟监测评估，至今已持续开展了 9 年。

二 主要做法

（一）选择评估方法

评估采取场所暗访和问卷调查两种方式进行。场所暗访中，调查员以顾客身份进入调查场所，对场所进行暗中观察，同时对场所的建筑外观、场所禁烟标识、场所内有烟头的地方进行拍照。场所暗访的主要指标包括：场所有无规范张贴或设置禁烟标识、禁烟标识是否符合相关标准、有无烟草/电子烟销售、有无烟草广告、吸烟点设置是否规范，以及违法吸烟情况等。

问卷调查则通过电子问卷进行不记名调查，受访者包括各类场所的管理者、职工和普通民众，问卷调查主要指标包括：基本人口学指标、场所管理者控烟职责落实情况、受访者对烟草危害和《深圳控烟条例》的知晓情况、吸烟情况，以及场所管理者和公众对无烟法规的支持度和对控烟效果的满意度等。

（二）确定评估范围

《深圳控烟条例》执行效果评估按年度进行，每年会从全市 19 大类不同的禁烟场所（包括医疗卫生和社会福利机构、教育机构、公园 / 旅游景点、文博场所、商超 / 零售场所、政府机关、居民小区、金融 / 保险 / 邮政场所、港口 / 机场 / 码头 / 汽车站、公交 / 地铁、出租车、企业 / 社会团体、住宿宾馆 / 酒店、餐厅、美容美发场所、网吧 / 游艺厅、酒吧、歌舞厅、休闲服务场所）中随机抽取 1 300 余个禁烟场所开展评估。

针对不同类型的场所，观察范围有所不同。一般类型的场所主要以观察大厅、房间（会议室等）、楼梯走廊、电梯、男厕所、吸烟点为主，两层楼以上的场所至少观察两层楼；公交、地铁除须观察车厢内情况外，还须对公交站台和地铁出入口进行观察；烟草销售场所则须重点观察是否有烟草广告，是否向未成年人售烟等。每个观察点观察时间不少于 3 分钟，每个场所合计时间不少于 20 分钟。

（三）规范评估步骤

1. 动员培训，确保调查工作高质量　调查开展前，由深圳市、区两级慢性病防治机构组建专业调查队伍，所有调查员皆须参加"《深圳控烟条例》执行效果评估技能培训班"并通过现场考核，方能成为正式调查员。通过邀请专家讲授相关知识和技能，分小组进行调查实操训练，进一步提升调查员的专业水平和调查技能，做到调查流程标准化。此外，在调查过程中，由深圳市、区两级慢性病防治机构的专家组成的质控组对现场调查工作的全过程进行质量控制，确保质控调查的真实性和规范性，同时随机抽取一部分电子问卷进行复核，发现问题及时纠正。

2. 媒体发布，营造全社会无烟氛围　深圳市在推动《深圳控烟条例》修订之初，就高度重视发挥城市各媒体在社会动员中的重要作用，早在2010 年就组建了全市媒体控烟记者库，全程跟踪报道《深圳控烟条例》修订过程，营造了全社会控烟的良好氛围。《深圳控烟条例》实施后，持续开展的年度监测评估，为各媒体开展控烟报道提供源源不断的丰富素材和翔实数据。每年"3 月 1 日《深圳控烟条例》生效周年纪念日"或者"世界无烟日"等特殊的日子，深圳市控烟办都会召开媒体发布会，对需要重点关注的评估指标进行解读，通过各类平台直播和转播向全社会发布。

3. 持续评估，强化控烟执法常态化　《深圳控烟条例》执行效果评估按年度进行，在全市随机抽取 19 大类 1 300 余个禁烟场所开展评估，不同类别的场所分别对接不同主管部门相应的执法队伍，发现问题及时反馈、及时整改。通过场所暗访和公众问卷调查等多种评估方式，评估结果能够较为准确客观地反映出各类场所守法情况，为深圳市控烟办督促各主管部门和成员单位及时调整和制订控烟工作计划提供了科学依据，同时也有利于强化各执法队伍、各场所行业主管部门自觉履行控烟职责。

（四）分析评估数据

1．控烟执法常态化机制运行良好　各主管部门将控烟执法纳入常态化执法，定期向深圳市控烟办报告执法数据。《深圳控烟条例》自 2014 年 3 月 1 日实施起，截至 2023 年 1 月 31 日，共处罚个人 14.5 万余人次，罚款 729.1 万余元；出具场所监督意见书 49 318 份，给予警告 8 140 处，违法场所处罚 86 宗，共计罚款 93.8 万元。

2．公众对无烟法规的支持度持续提升　《深圳控烟条例》实施以来，良好的控烟氛围使公众和场所管理者对无烟法规的支持度持续提升。公众对无烟法规的支持度从 2014 年的 81.0% 上升至 2021 年的 91.8%，场所管理者对无烟法规的支持度从 2014 年的 91.4% 上升至 2021 年的 94.7%。

3．场所守法的自觉性逐年向好　2021 年度《深圳控烟条例》执行效果评估结果显示，各类禁烟场所的禁烟标识张贴合格率从 2014 年的 41.1% 大幅提升至 2021 年的 83.2%；公众和场所管理者对控烟条例的知晓率也有了大幅提升，尤其是场所管理者对场所控烟规定的知晓率从 2014 年的 72.0% 上升至 2021 年的 96.1%；禁烟场所控烟成效显著，违法吸烟比例从 2014 年的 20.6% 降至 2021 年的 16.9%，为历年最低。在不记名的问卷调查中，超过 70% 的公众认为禁烟场所禁烟效果非常理想或比较理想。

三　成效

（一）官方发布结果，控烟工作深入人心

每年度，深圳市控烟办将各类禁烟场所禁烟标识张贴合格率、违法吸烟发生率、禁烟效果等指标综合汇总，评出控烟最优和最差的场所排名，结合公众对无烟法规的支持度等动态指标，定期向社会发布。不断向好的监测结果，让市民对深圳控烟工作充满信心，全社会建设无烟环境的美好愿景深入人心。

（二）以问题为导向，及时改进控烟措施

历年评估结果中反映出来的各种问题，由深圳市控烟办组织专家进行专题研讨，针对性地提出意见和建议，及时督促各执法部门和行业主管部门整改。例如，青少年烟草流行调查发现电子烟严重危害青少年健康，且容易成为青少年的"第一支烟"，深圳市控烟办积极推动将电子烟纳入管控。

评估发现个别禁烟场所未依法张贴各类控烟标识，网吧、酒吧、歌舞厅等违法吸烟现象较为严重，深圳市控烟办第一时间制作了"禁烟场所、售烟场所实施无烟法规指南工具包"，联合深圳市公安局举办场所管理者控烟培训班，发放工具包，并组织开展控烟志愿者督查和控烟专项执法行动等，督促各场所及时整改；发现场所各类控烟标识张贴不规范，深圳市控烟办及时印发了《深圳市控烟标识标线制作和设置指引（试行）》，通过各执法队伍、各行业主管部门，结合创文、创卫行动等及时部署，提高各场所控烟标识规范张贴率。

值得一提的是，通过面对面评估，发现不少吸烟者戒烟意愿高，但却难以获得规范的戒烟服务，这是控烟干预中的典型问题。烟瘾单靠个人毅力极难戒断，成功率不足3%，而在专业医务人员帮助下，采用"同伴支持＋心理疏导＋行为干预＋药物辅助"的方法，可以使戒烟的成功率提高数十倍。为此，深圳市控烟办积极应对，推进全市戒烟服务体系建设，联合中国疾病预防控制中心开展社区戒烟综合干预项目，将戒烟服务送进社区，在全市社区健康服务机构普及简短戒烟干预服务，将简短戒烟干预服务纳入"深圳市社区健康服务信息系统"，不断提高戒烟服务的可及性；每年定期举办"深圳市戒烟技能培训班"，普遍成立并运行戒烟工作坊，全面提升戒烟门诊医生的戒烟服务技能。

（三）《深圳控烟条例》与时俱进，始终保持先进性

近年来，深圳市与时俱进地持续推进控烟条例修订工作，不断增强条例实施的可行性和影响力，将电子烟纳入管控范围，禁烟场所禁止吸电子烟，禁止任何形式的电子烟广告、促销和赞助，禁止自动贩卖机销售电子烟，禁止向未成年人销售电子烟。设计了含电子烟图标的禁烟标识，发布了各类控烟标识制作指引，并由国家卫生健康委在全国推广使用。

正因为有了每年的监测评估，深圳控烟地方性法规得以更好地实施，评估的结果也为进一步制定控烟相关政策和工作的推进落实提供了参考依据，

实现了"控烟立法—控烟执法—效果评估—结果发布—问题整改—巩固保持"全闭环。

四 总结与展望

《"健康中国 2030"规划纲要》提出，2030 年全国要实现 15 岁以上人群吸烟率降至 20% 的目标。虽然深圳市已提前实现这一目标（2022 年 15 岁以上人群吸烟率为 19.1%），但要保持并继续降低人群吸烟率，仍需要全社会付出巨大努力。未来，我们应不断完善烟草流行监测评估体系，全面评估控烟成效；应进一步增加专业咨询和戒烟辅助药品的可及性，规范建设戒烟门诊，并纳入国家戒烟门诊管理体系；应通过戒烟比赛、无烟环境（无烟单位、无烟家庭等）的建设评比等带动全社会控烟；应延伸宣传触角、丰富宣传形式，以最有效的传播方式提醒公众时刻紧绷公共场所禁烟这根弦。此外，我们还应当借鉴国内外先进的实践成果，充分研究和运用 MPOWER 控烟综合策略，持续推进无烟城市建设工作。

（广东省深圳市慢性病防治中心　熊静帆　卢文龙

广东省深圳市控烟工作联席会议办公室　王　岭　林丽珊）

监测带队伍　数据促行动

 背景

　　履行《公约》是中国政府向国际社会做出的承诺，控烟行动是建设健康中国的重要内容。在推动控烟履约的进程中，烟草流行监测是评价一个国家和地区控烟成效、控制烟草流行的重要循证工具之一。

　　青少年是国家的希望，民族的未来，做好青少年控烟工作对于控制烟民增量、降低吸烟率具有至关重要的作用。中国疾病预防控制中心分别于2013年、2019年和2021年，进行了三次全国性青少年烟草流行调查，调查数据具有全国和省级代表性。在此之前，市级代表性的烟草流行监测数据在河北省处于空白，成为制约各地控烟工作深入开展的瓶颈。随着健康中国控烟行动的深入实施，以本土数据为基础，制定出台有针对性的控烟政策，成为健康中国行动考核、创建卫生城镇的客观要求。2021年，依托国家基本公共卫生服务项目资金支持，与国家监测同步，河北省首次开展了具有省、市两级代表性的青少年烟草流行监测工作。

　　为获得更具代表性的本土数据，根据健康河北行动考核工作相关要求，河北省2021年青少年烟草流行监测在10个国家监测点基础上，扩至60个监测点，覆盖11个设区市和定州市、辛集市、雄安新区，累计调查初、高中在校学生62 376名，回收问卷62 200份，问卷回收率为99.7%，监测数据同时具备省、市级代表性。这实现了两个主要目的：一是建立省、市两级烟草流行监测网络，强化基层控烟队伍能力建设；二是获取省、市两级监测数据，为制定辖区青少年控烟政策措施提供本土数据支持。

二 主要做法

（一）把握"五个到位"，确保监测工作规范、有序、高效

1. 保障到位　河北省卫生健康委健康指导处充分利用健康河北行动议事协调机构的组织优势，以设区市为单位，将青少年烟草使用率纳入健康河北行动考核目标任务统筹推进，同时印发实施方案，明确工作任务，争取财政支持，从国家基本公共卫生服务健康素养促进项目列支215万元，及时下达至省、市、监测点三级工作机构，为监测工作的正常开展提供了有力的政策支持和经费保障。

2. 培训到位　河北省疾病预防控制中心充分发挥专业优势，坚持把培训贯穿于监测的全过程。监测前重点对方案、电子抽样系统应用和现场调查流程进行系统培训，重点解决干什么、谁来干、如何干的问题；监测中利用网络群聊答疑的方式，确保出现问题"事不过夜，马上就办"，当天的问题当天办，不拖拉、不积压；监测结束后，适时举办河北省烟草流行监测调查数据分析培训班，邀请中国疾病预防控制中心控烟办公室专家重点对如何利用SPSS软件进行数据清洗、加权、分析等内容进行培训，以河北省2021年青少年烟草流行监测数据为例组织学员进行练习。

3. 协调到位　现场调查前期，充分依托卫生、教育合作的传统优势，主动对接当地教育行政部门和学校，取得支持和配合。调查过程中，积极克服困难，采取预约入校的方式，在不影响学生学业的前提下开展工作，大大优化了现场调查流程，提高了工作效率。

4. 质控到位　落实监测数据三级质控措施，最大程度确保问卷质量同质化。一级质控为现场调查组配备质控员，收集问卷后对问卷易错点进行现场核对，在不违反调查要求的前提下对问卷进行修正；二级质控为市级质控，将监测工作纳入省级对市级健康教育业务考核，由市级对本辖区所有监测点现场调查工作进行全过程监督；三级质控为省级质控，对部分监测点现场调查工作进行抽查，对上报问卷按一定比例进行核查，对流程不顺畅、操作不规范等问题予以纠正，根据监测要求对不合格问卷做出相应处理。

5. 宣传到位　把控烟宣传融入现场调查，调查结束后，面向所有调查对象发放《吸烟的危害》和《无烟家庭》宣传册，并由调查员对被调查班级开展不少于15分钟的烟草危害知识宣讲，该活动累计覆盖全省331所初中、普高、职高学校1 079个班级的62 376名学生。

（二）明确"三个紧盯"，助力控烟政策落地、落细、落实

1. 紧盯数据分析，发现问题，明确青少年控烟干预工作重点　与2019年相比，河北省青少年尝试吸烟率、现在吸烟率、在家暴露于二手烟的比例、看到有人在学校建筑物内或者校园内吸烟的比例等指标均有不同程度的降低，说明河北省在青少年控烟干预、无烟学校建设等方面取得了一定成效。但是，中学生现在吸烟率高于全国同期水平，现在电子烟使用比例和在电视、视频或电影中看到吸烟镜头的比例呈现上升趋势，提示相关部门在青少年控烟干预力度上应进一步加大，特别是要重点关注电子烟这一新兴产品和影视剧中吸烟镜头对青少年的负面影响，有针对性地开展青少年控烟干预。

2. 紧盯问题导向，多方联动，实施青少年控烟倡导行动　2022年5月，河北省卫生健康委、教育厅联合下发《关于组织收看"保护环境，拒吸第一支烟"校园公开课的通知》，要求全省各级各类中小学师生、卫生健康兼职副校长、校医、保健教师及业务部门负责同志观看。5月31日，通过网络平台直播，线上观看人数高达8 700多万人次。河北省疾病预防控制中心以"家校携手，共创无烟环境"为主题，以无烟家庭、无烟学校建设为重点，连续两年联合市级教育部门在中小学校启动"送烟等于送危害"暨无烟环境主题宣传倡导活动，以点带面，全省上下同频共振，同题共答，努力把宣传的触角延伸到每一个家庭、每一所学校，为青少年健康成长营造无烟的生活和学习环境。

3. 紧盯控烟立法，有法可依，营造青少年无烟法治环境　秦皇岛市和张家口市已成功将电子烟纳入法定禁烟范围，在启动控烟立法程序的城市中，草案在起草过程中均明确将电子烟纳入法定禁烟范围，同时对建设无烟学校、学校及未成年人活动场所全面禁烟、禁止向未成年人售烟等关于保护青少年免受烟草烟雾及电子烟侵害等内容均做出了明确规定，明确了处罚标准和执法主体，确保青少年控烟工作有法可依。

三　成效

（一）形成了一套政府主导、部门协作、专业机构支撑的监测工作体系

河北省卫生健康委加强顶层设计，充分发挥健康河北行动领导小组办公

室的组织协调优势，将烟草流行监测纳入对市级政府的考核指标，用好考核"指挥棒"，激发干事"内动力"，进一步建立健全了政府主导、部门协作、专业机构支撑的烟草流行监测工作体系，有效地缓解了控烟工作长期以来存在的政府重视程度不够、工作经费投入不足、地市间工作水平不平衡等问题。

（二）历练出一支懂监测、会监测、能监测的控烟专业队伍

授人以鱼，不如授人以渔。通过实施青少年烟草流行监测项目，打破了过去以"完成项目"为目标的传统观念，在方案制订、技术培训、协调联络、现场调查、质量控制、数据分析上，控烟专业人员全程参与，在学中干、在干中学，掌握了监测工作的方法、流程和步骤，具备了数据分析的基本能力，达到了"以项目带队伍，以项目促能力"的预期目标，也为今后持续开展的烟草流行监测任务做好了人才储备。

（三）产出了一组具有省级、市级代表性的青少年烟草流行本土数据

河北省 2021 年青少年烟草流行监测数据同时具备省、市两级代表性，产出了 11 个设区市和定州、辛集两个省直管市及雄安新区的青少年烟草流行本土数据，为河北省历年来首次开展，填补了河北省市级青少年烟草流行监测数据缺失的空白。这些数据从青少年烟草制品和电子烟使用、戒烟、二手烟暴露、烟草制品获得和支出、接触烟草广告和促销、对烟草的态度和认识等多个角度，客观反映了该地区青少年烟草流行状况，为当地政府制定出台有针对性的青少年控烟政策措施提供了科学的基线数据。

（四）架起了一座科学论据和政府决策之间的桥梁

疾病预防控制机构充分发挥桥梁和纽带作用，通过对监测数据的分析，得到有价值的信息。在结合本地实际的基础上，确定优先工作领域，做到有的放矢，有针对性地制定青少年控烟政策措施，并及时提供给卫生健康行政部门。依托卫生健康行政部门作为健康中国行动议事协调机构的组织优势，将政策建议和科学论据呈报本级政府及成员单位。强化政府主体责任，建立部门合作机制，形成政府主导、部门联动的工作合力，推动制定控烟地方性法规，让良法为青少年控烟保驾护航。

四 体会

烟草流行监测是控烟工作的眼睛，是开展控烟干预、实施控烟行动的前提和基础，没有科学的数据做支撑，控烟就好比是无源之水、无本之木，无的放矢会导致实际工作中眉毛胡子一把抓，失去重心和方向，更无法应对质疑。健康危害因素监测与干预是疾病预防控制机构的七大职能之一，也是支撑疾病预防控制体系不断发展壮大的重点专业，专业的人做专业的事是简单的道理。同样，疾病预防控制机构作为控烟工作的专业机构，必须牢牢把握住在烟草流行监测工作中的主动权，发挥主观能动性，为卫生健康行政部门当好参谋和助手，发挥"四师"作用：一要当好"设计师"，做好项目规划和设计，提出政策和经费需求；二要当好"培训师"，承担带教任务，解决监测队伍做什么、如何做的问题；三要当好"工程师"，在监测项目实施过程中，严格标准不打折扣，规范流程不走过场；四要当好"评估师"，坚持过程和结果双导向，最大程度确保监测数据的真实性、科学性和有效性。

（河北省疾病预防控制中心　郭晓亮　贺　蕾）